Die Entgiftung des Körpers

Christopher Vasey

Die Entgiftung
des Körpers

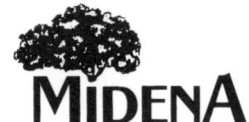

MidenA

Die Deutsche Bibliothek – CIP-Einheitsaufnahme

Vasey, Christopher:
Die Entgiftung des Körpers / Christopher Vasey. (Aus dem Franz. übers. von Rémy Kohler). – Küttigen/Aarau, 1994, Einheitssacht. : Manuel de détoxication «dt.»
    ISBN 3-310-00164-4

Die französische Originalausgabe erschien unter dem Titel
«Manuel de détoxication – Santé et vitalité par l'élimination des toxines»
bei Editions Jouvence, Grand-Lancy/Genf. Die deutsche Übersetzung
besorgte Rémy Kohler, Studen.

Alleinvertrieb für Deutschland:
WELTBILD VERLAG GmbH
Steinerne Furt 68–70, 86167 Augsburg

© 1994 MIDENA VERLAG, CH-5024 Küttigen/Aarau
Gestaltung Umschlag und Illustration: Arifé Aksoy, Wutöschingen
Illustrationen Inhalt: Dora Wespi, Luzern
Satz und Lithos: Kneuss Satz AG, Lenzburg
Herstellung: Druckerei Ebner Ulm

ISBN 3-310-00164-4

Inhaltsverzeichnis

Vorwort
Dr. Philippe-Gaston Besson

Wenn von Entgiftung die Rede ist, wird implizit auch die Vergiftung angesprochen...!

Bis zu Beginn des Industriezeitalters war der Mensch hauptsächlich nur den natürlichen Angriffen seiner Umwelt ausgesetzt. Toxische Früchte, Giftpilze, allergieauslösende und krankheitserregende Pflanzen, Tiere mit giftigem Biß, verschiedene Mikroben waren seine gefährlichsten Feinde.

Je mehr wir in der Zeit voranschreiten, und dies ganz besonders seit Beginn des 19. Jahrhunderts, desto mehr ist unser Organismus den Umweltbelastungen ausgesetzt. Durch die Zunahme der chemischen Substanzen, die uns umgeben, bekommen wir die Folgen des Fortschritts zu spüren. Man kann zwischen zwei Arten von Angriffen auf den Körper unterscheiden: Einerseits ist dies die Lebensweise des Menschen, der sich durch falsche Ernährung vergiftet und den Körper mit Nitratabfällen, Insektiziden und Herbiziden in den Nahrungsmitteln, Hormonüberschüssen im Fleisch, einer Ernährung, die zu reich ist an gesättigten Fetten, tierischem Eiweiß und raffinierten Produkten (raffinierte Mehle und Zucker), zum chemischen Müllhaufen degradiert; dazu kommen die verschiedenen Genuß- und Suchtmittel wie Alkohol, Tabak, schmerzlindernde Medikamente, Schlafmittel, die zur Bekämpfung des wachsenden Unwohlseins immer notwendiger werden... Durch Bewegungsmangel und mangelnde Oxidation der Abfälle im Zellstoffwechsel speichert der Mensch Gifte im Körper (man könnte sagen: er vergiftet sich selbst), indem er die Ausscheidung der körpereigenen Schadstoffe verhindert.

Andererseits ist es das Umfeld des Menschen. Es ist klar, daß der Städter mehr den versteckten Risiken der Umwelt ausgesetzt ist, z. B. Verschmutzung des Grundwassers, Rauch-, Abgas-, Staub-

7

und Lärmemissionen bis hin zur radioaktiven Verseuchung. Ruhe, Frische und Stille sind rar geworden.

Das biologische Gleichgewicht des Menschen wird also täglich gestört durch seine Lebensgewohnheiten und das Vordringen der Chemie in seinen Alltag. Es wäre illusorisch zu glauben, daß sich dies ändern läßt. Jeder Versuch dazu ist zum Scheitern verurteilt. Man kann die Zeit nicht zurückdrehen. Man muß den Fortschritt begreifen und mit seinen Konsequenzen akzeptieren.

Der Wissensstand im Bereich der materialen Welt ist zu rasch vorangeschritten, so daß dem Menschen nicht genug Zeit blieb, seine Kenntnisse der geistigen Domäne im Gleichschritt zu entwickeln; nur diese hätten ihm jedoch ein überlegtes Vordringen in die Welt der Stoffe und Gesetze ermöglicht und ein Gegengewicht zum rein materialen Denken gesetzt.

So muß der Mensch nun zwei Aufgaben lösen:

- im Bewußtsein seiner Lebensweise und seines Umfelds den schädlichen Einfluß als Preis für das von der Technik geprägte Zeitalter ausgleichen;
- gemäß seinem inneren Streben seinen eigenen Weg zu Seele und Geist finden.

Dadurch kann er seine geistigen Abwehrkräfte stärken.

Wie aber lassen sich jene des Organismus stärken? Bei einer ursächlichen Annäherung an die Krankheit stellt sich diese erste grundlegende Frage. Es ist gut, die Aufmerksamkeit der Öffentlichkeit auf die Gefahren einer Schwächung des Organismus zu lenken, aber man muß auch Wege aufzeigen, um diese zu bekämpfen. Es zeigt sich ein doppelter Gegensatz, eine doppelte Aufgabe für den modernen Menschen: Wenn er sich der schädlichen Auswirkungen seines Lebensstils bewußt wird, kann er diese teilweise durch sein Verhalten beheben. Er kann seine Ernährung ändern, die Wahl der Nahrungsmittel, ihre Herkunft, Menge und Qualität. Er kann die Verantwortung für seinen Körper im Zusammenhang mit schlechten Gewohnheiten in bezug auf verschiedene Toxika wie Tabak, Alkohol, Kaffee, Medikamente zur Wohlbefindlichkeit besser wahrnehmen. Er kann auch seiner «Seßhaftigkeit» abhelfen, indem er für regelmäßige Bewegung an der frischen Luft und ein Minimum an sportlicher Betätigung sorgt. So erhält sein Organismus einen Ausgleich zur zunehmenden toxischen Belastung. Doch reichen diese Maßnahmen, vor allem in urbanen Wohngebieten, wo Schadstoffe der Ursprung vieler Krankheiten sind, zuweilen nicht aus. Hier drängen sich die Entgiftungstechniken förmlich auf. Das vorliegende Buch von Christopher Vasey stellt eine ganze Palette von Techniken vor, die sich sowohl für den gesunden wie den kranken Menschen empfehlen, denn ihre präventive Wirkung ist unbestreitbar. Ihr erstes Ziel ist es, die Funktionstüchtigkeit der Ausscheidungsorgane – Niere, Leber, Darm, Lunge, Haut – durch den Einsatz stimulierender Ingredienzen zu stärken. Die Techniken der Tiefenreinigung sind dann für diejenigen Abfallstoffe bestimmt, die sich über längere Zeit angesammelt und im Gewebe des Organismus festgesetzt haben und mit an der Störung der normalen, harmonischen Abläufe schuld sind.

Die zweite Art der Schädigung ist schwieriger zu beheben. Die Umweltverschmutzung ist ein Spiegelbild des verunreinigten Ich. Die Umwelt gibt einzig unseren inneren Zustand wider. Nur indem wir persönlich auf unser Ich einwirken und es stärken, wird sich auch ein äußerer Wechsel bemerkbar machen. Es ist unnütz, die Welt und die anderen umerziehen zu wollen; sich selbst zu bessern, zeugt von Weisheit. Vorzugsweise versucht man zuerst, die in unserer Macht stehenden Dinge in den Griff zu bekommen. Es ist sicher müßig, nochmals darauf hinzuweisen, daß der Kampf gegen die Zivilisationskrankheiten die Einschränkung des Konsums von Tabak, Alkohol, Kaffee, tierischen Fetten, Zucker, raffiniertem Mehl und Fleisch bedingt, nach regelmäßiger körperlicher Bewegung und einem weitgehenden Verzicht auf Kunstdünger, Pestizide, giftige Herbizide, Farb-

9

und Konservierungsstoffe wie auch andere Zusätze verlangt... Durch sein Handeln steht das menschliche Wesen als Urheber der jetzigen Umweltsituation da. Es ist gleichzeitig ihr Opfer, es muß für seine eigenen Taten büßen... In seinem Willen zur Veränderung muß der Mensch sich zuerst einmal seiner ganz persönlichen Verantwortung als Gewissensträger im Rahmen einer Gruppe bewußt werden.

Dr. Ph.-G. Besson, Vizepräsident des Kousmine-Ärzteverbandes

Vorwort
von Robert Masson

Dieses Handbuch ist unbestreitbar das umfassendste Werk über die Verfahren der Entgiftung und der Entschlackung.

Als wertvolles Hilfsmittel für den Naturheilpraktiker und Naturtherapeuten ordnet und gliedert es die Methoden zur Bekämpfung der Toxilymphämie, d. h. der zunehmenden Ansammlung von exogenen Schadstoffen, Giften, Kataboliten, schädlichen Metaboliten als Zwischenprodukt, Zellresten im Blut, in der zirkulierenden Lymphe und der extra- und intrazellulären Flüssigkeit. Diese Toxilymphämie ist die Hauptursache unserer Krankheiten.

Das Buch ist auch eine Hoffnungsbotschaft an das breite Publikum: Krankheiten sind nicht schicksalsgewollt, unsere Lebensweise ist mitverantwortlich. Es warnt zudem vor gewissen «Heilungen», z. B. bei der starken Besserung oder «Heilung» von Ekzemen und Psoriasis durch Salben, die Blindheit, Epilepsien, Herzleiden, Asthma, Tumore usw. erzeugen können.

Man denke an diese nicht oder wenig infektiösen Leukorrhöen, die nach einer wirksamen örtlichen Behandlung durch eine Mastose, ein Fibrom, Sterilität, Asthma, Anginaerkrankungen oder Depressionen «ersetzt» werden. Oder an die perfekte Kauterisation eines Nasenblutens, gefolgt von einer plötzlich auftretenden Parkinsonschen Krankheit. Oder an die «schnelle Austrocknung» von blutenden Hämorrhoiden – mit tödlichem Hirnschlag als Ausgang. Die Beispiele ließen sich beliebig vermehren.

Die Leser und der praktische Arzt werden begreifen, daß die sogenannte «Heilung» einer «Krankheit mit Signalfunktion» das ist, was Jean Rostand mit «schlechter Lebensqualität» in Verbindung bringt…

Gewisse Krankheiten sind «Lebensbeschützer» und können nur durch die Beseitigung der Ursachen geheilt werden, wie dies der Autor zeigt.

Kurzum, dieses Buch ruft unsere psychosomatischen Selbstheilungskräfte an und erklärt die unterstützenden Techniken; sie sind einfach in der Anwendung und vollkommen naturorientiert. Glücklicherweise und zur rechten Stunde wird jetzt eine Lücke gefüllt.

Robert Masson, ehemaliger Dozent an der Medizinischen Fakultät der Universität Paris XIII, Abteilung Naturheiltherapien; Direktor des Lehrwesens am Institut für Naturheilkunde in Paris

Vorwort des Autors

Die Volksweisheit, die eine Frühlingskur zur Reinigung von Blut und Organismus empfiehlt, enthält viel Wahrheit.

Gemäß der mehrere tausend Jahre alten Naturmedizin werden wir krank, weil wir zugelassen haben, daß unser Organismus von Toxinen überschwemmt wird. Die Krankheit ist nichts anderes als der Versuch des Körpers, die krankhafte Materie zwecks Gesundung abzustoßen.

Es ist normal, daß unser Organismus nicht richtig funktionieren kann, wenn das Blut von Abfallstoffen vergiftet ist und die Organe belastet. Er versucht sich ständig davon zu befreien, doch aufgrund der heutigen Lebensweise (Überernährung, Bewegungsmangel, Streß) bleibt er erfolglos. Die Gifte sammeln sich in unserem Organismus, mit der logischen Folge: wir werden krank.

Zum Glück besitzen wir die Möglichkeit, die mit der Reinigung beauftragten Organe zu stimulieren. Es existieren mehrere Methoden der Leber-, Darmtrakt-, Nieren- und Hautdrainage; sie werden nur nicht genügend genutzt. Und doch! Wie viele haben es erlebt, daß ihre Schmerzen und Funktionsstörungen nach einer simplen, richtig angewandten Reinigungskur verschwanden. Viele haben so ihre Lebensfreude wiedergefunden.

Entgegen der landläufigen Meinung ist die Drainage nicht nur ein ausgezeichnetes Mittel zur Vorbeugung, sondern eine vollumfängliche Therapie.

Muß eine Reinigungskur unbedingt im Frühling stattfinden, oder ist die Jahreszeit nur eine Anspielung auf die Erneuerung, auf die Aktivität der saisonspezifischen Kräfte oder den Zustand nach der Kur?

Zweck dieses Buches ist es, Ihnen die unentbehrlichen Grundlagen für das Verständnis der Drainagefunktion, -berechtigung und -techniken zu vermitteln.

Die Entschlackungen

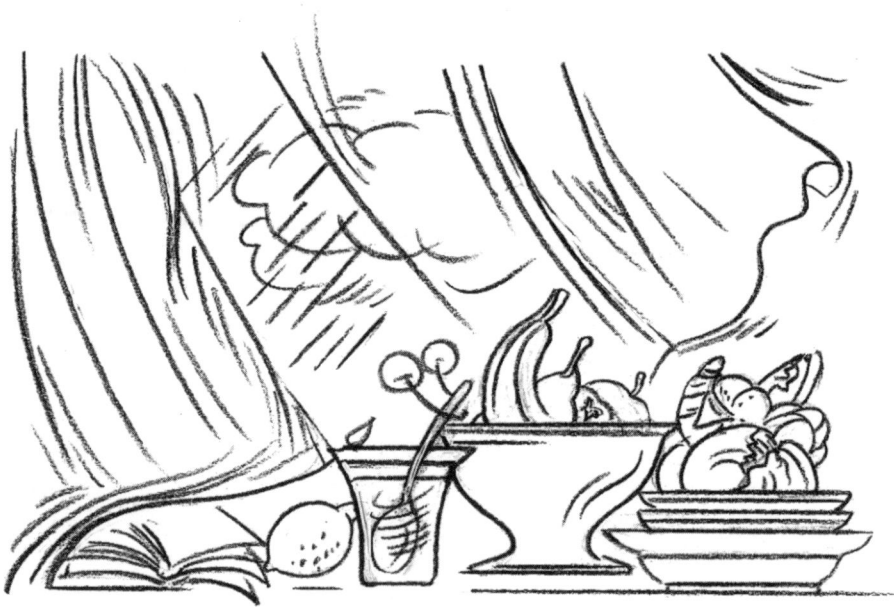

Die Naturmedizin behauptet, daß Krankheiten hauptsächlich durch das Vorhandensein unerwünschter Substanzen im Organismus verursacht werden. Diese Auffassung ergibt sich aus Beobachtungen, die von jedermann nachvollzogen werden können.

Wer an Erkrankungen der Atemwege leidet, schneuzt sich, räuspert sich, hustet oder spuckt den Schleim aus, um die Alveolen (Asthma), Bronchien (Bronchitis), Rachen (Husten), Sinus (Stirn-, Kiefern- oder Nebenhöhlenvereiterung), Nase (Schnupfen) von den lästigen Substanzen zu befreien.

Die Gelenke der Rheumatiker sind wegen der vorhandenen «Kristalle» entzündet, blockiert und entstellt.

Alle Hautprobleme lassen auf ein Abstoßen entweder der von den Schweißdrüsen abgesonderten Säuren (Trockenekzem, Risse, Schrunden) oder kolloidalen Abfallstoffe der Talgdrüsen (Akne, Furunkel, fettige Haut, nasses Ekzem) schließen.

Überschüssige Nahrung im Magen- oder Darmbereich löst Regurgitationen (Rückbeförderung der verschluckten Nahrung in den Mund), Magenverstimmung, Übelkeit, Brechreiz oder Durchfall aus, und falls die Substanzen reizend sind, gären oder faulen, äußert sich dies in Entzündungen der Verdauungsschleimhäute (Gastritis, Enteritis, Kolitis) oder im Auftreten von Gasen (Aerophagie, Blähungen).

Die ganze Palette der Herz-Kreislauf-Erkrankungen, die bei sechs von zehn Personen Todesursache sind, entstehen aufgrund von überschüssigen Stoffen (Cholesterin, Fettsäure), die unser Blut eindicken, sich auf den Gefäßen ablagern (Arteriosklerose), die Gefäßwände entzünden (Venen- und Arterienentzündungen), deformieren (Krampfadern) und verstopfen (Herzinfarkt, Hirnschlag, Embolie).

Bei Nierenkrankheiten tragen Proteinabfälle die Schuld, bei Dickleibigkeit das Fett, bei Diabetes der Zucker, bei Krebs krebserregende Substanzen, bei Allergien die Allergene, bei Magengeschwüren die Säuren, bei Gicht die Harnsäure usw.

Diese Substanzen schädigen unseren Körper. Wie entstehen oder woher kommen sie?

Verschlackung und Vergiftung

Die Verunreinigung unseres Organismus ist die Folge einer Ansammlung von Toxinen (Verschlackung), also schädlichen Stoffen oder Giften (Vergiftung), die in unseren Körper eingedrungen sind.

Die Verschlackung

Toxine sind Abfallstoffe und Rückstände aus dem Metabolismus (Stoffwechselprozeß). Das Vorhandensein kleiner Mengen von Toxinen in unserem Gewebe ist absolut normal, da selbst die reibungslose Funktion unseres Organismus Abfälle produziert.

Doch ist er so konzipiert, daß er diese wieder los wird. Der Körper besitzt vier Organe, die das Blut filtrieren und somit die Toxine entfernen und hinausbefördern. Es sind dies: Leber, Nieren, Lungen und Haut.

Ein Teil der im Körper vorhandenen Toxine bildet sich durch den Gewebeverschleiß selbst. Täglich muß der Körper Reste von verbrauchten Zellen, tote rote Blutkörperchen und verbrauchte Mineralien usw. entsorgen. Der Großteil der Toxine entsteht jedoch durch das Zersetzen der Nahrungsstoffe im Körper. Aus Proteinen bilden sich Harnstoff und Harnsäure, aus der Verbrennung von Glukose Milch- und Kohlensäure; schlecht umgesetzte Fette hinterlassen Ketonsäuren.

Solange ein bestimmtes Maß nicht überschritten wird, verträgt der Organismus diese verschiedenen Toxine ohne weiteres, aber jenseits der Toleranzschwelle stellen sie eine Gefahr für unseren Körper dar. Sie wirken auf das Gewebe und die Organe wie ein Gift, und ihr Übermaß behindert den normalen Ablauf der Körperfunktionen: sie verschlacken das Getriebe unseres organischen Motors und blockieren ihn.

Da die Nahrungsmittel die Hauptquelle der Toxine sind, ist es wichtig, unseren Konsum den organischen Bedürfnissen anzupassen, weil auch das Übermaß an naturbelassenen und gesunden Nahrungsmitteln Verschlackungen verursacht. Sofern unsere Ernährung den Leistungsfähigkeiten in bezug auf die Verdauung, Verbrennung und Ausscheidung entspricht – drei Faktoren, die es zu berücksichtigen gilt –, gibt es keine unerwünschte Ansammlung von Toxinen in krankheitserzeugendem Ausmaß.

Wenn wir jedoch mehr essen, als wir verbrennen, d.h. mehr als unser Organismus für den geordneten Betrieb benötigt, bleiben Substanzen im Körper zurück, mit denen er nichts anfangen kann. Überernährung führt nicht nur, wie allgemein angenommen, zu Fettleibigkeit. Die Ansammlung von Fetten ist nur ein

16

Aspekt davon. Man kann auch ohne große Gewichtszunahme Toxine speichern. Die Verschlackung ist übrigens bei weitem gefährlicher als die Fettleibigkeit. Bei letzterer sind die überschüssigen Stoffe in Form von Fetten abgelagert, bei der Verschlackung aber in Form von Schlackenstoffen, die eine gewisse Giftwirkung auf den Körper ausüben.

Der Zustand der Verschlackung ist schnell erreicht, weil wir viel zuviel essen. Bei uns nimmt beispielsweise jeder Einwohner durchschnittlich 3400 Kalorien pro Tag zu sich: 2400 würden genügen. Das sind die Hälfte zuviel. 1982 hat jeder Schweizer im Durchschnitt 88,6 kg Fleisch gegessen. Das sind 243 g Fleisch pro Tag. Der Bedarf an Proteinen wird also zu zwei Drittel vom Fleisch gedeckt. Wenn man die Proteine bedenkt, die wir täglich noch in Form von Milchprodukten, Eiern und Getreide zu uns nehmen, wundert man sich nicht mehr über die weitverbreitete Verschlackung durch Protein-Abfallstoffe. Das gleiche gilt für zu reichlich genossene Kohlehydrate und Fette.

Die Übertreibung im Sinn eines Mißverhältnisses zwischen der Menge der konsumierten Nahrung und jener Menge, die unser Verdauungstrakt «verarbeiten» kann, ist ebenfalls eine Verschlackungsursache, weil schlecht umgewandelte Nahrung gären oder faulen kann. Die daraus entstehenden Stoffe, wie Pyruvinsäure, Skatole, Indole, Phenole, Ptomaine usw., sind starke Gifte.

Wenn die Abfallproduktion das Ausscheidungsvermögen des Körpers übersteigt, lagern sich die Toxine im Gewebe ab und bereiten das Bett für zukünftige Krankheiten vor. Zahlen zeigen die Bedeutung einer genügenden Ausscheidung am besten auf:

Die Nieren müßten in 24 Stunden 25–30 g Harnstoff ausscheiden. Wenn sie nur 20 g schaffen, werden 5 g pro Tag, d. h. 150 g im Monat zurückbehalten! Wenn die Nieren in 24 Stunden nur 12 g Salz (NaCl) anstatt der 15 oder noch mehr täglich mit der Nahrung absorbierten Gramme ausscheiden, bedeutet das eine Ablagerung von 3 g täglich oder 90 g monatlich.

Die Zahlen entsprechen nicht ganz den Tatsachen, weil die Abfallstoffe ja durch mehrere Ausgänge entsorgt werden, aber sie zeigen uns doch, wie schnell die Verschlackung vor sich gehen kann.

Ein Grund für den zu hohen Nahrungskonsum heutzutage liegt darin, daß den Nahrungsmitteln durch die vielen Verfeinerungsprozesse ihre lebenswichtigen Bestandteile geraubt werden. Man muß also größere Mengen Nahrung als früher verzehren, um den täglichen Bedarf an Vitaminen, Mineralien und Spurenelementen zu decken.

Dies führt wiederum zur Verschlackung. Indem wir mehr essen, führen wir unserem Organismus mehr denaturierte «Falschnahrung» zu, die nicht der Natur unseres Körpers entspricht und unseren Stoffwechsel durch ein Übermaß an Schlacken belastet.

Dazu gehören beispielsweise alle künstlichen Getränke und Süßigkeiten in den verschiedensten Formen.

Auch der Streß trägt zur Verschlackung bei, weil er den organischen Ablauf stört. Die Höchstanforderungen an unsere motorischen, nervlichen und geistigen Fähigkeiten rauben – meistens wegen einer völlig unergiebigen Aufregung – den Verdauungs- und Ausscheidungsorganen einen Großteil der notwendigen Energie. Der Toxinwert steigt also rapide an, um so mehr als ein gestreßter Mensch sich normalerweise nicht bemüht, richtig zu essen, sondern ganz im Gegenteil zur Leistungsstimulation zahlreiche Reizmittel (Süßigkeiten, Fleisch, Tabak, Kaffee, Alkohol) zu sich nimmt.

Die Vergiftung

Im Gegensatz zu den Schlackenstoffen dürften die sich bei Vergiftung im Körper befindlichen Stoffe keinesfalls dort sein. Sie sind Fremdkörper im normalen Getriebe; sie sind schädlich, und man spricht deshalb auch von Schadstoffen oder Gift.

Eine Vergiftung sollte nur ein seltener Unfall sein. Leider vergiften wir uns heutzutage täglich mit Schadstoffen, die wir unserer Umwelt und unserer Nahrung aufbürden.

Die Verseuchung unserer Land- und Viehwirtschaft durch die Luft-, Wasser- und Bodenverschmutzung nimmt den Nahrungsmitteln die unverfälschte Reinheit von früher. Die darin enthaltenen Schadstoffe dringen mit dem Essen in unseren Körper ein. Sie vermehren damit ebenfalls die Ablagerungen in unserem Gewebe und machen uns krank, um so mehr, als diese Stoffe von Natur aus toxisch sind.

Die natürliche Belastung verstärken wir noch durch die willkürliche Verschmutzung der Kulturen in Form von wiederholter Behandlung mit Insektiziden, Herbiziden, Fungiziden usw.

Bei der Viehzucht sieht es ebenso schlimm aus. Den Tieren werden Medikamente verabreicht (z.B. Antibiotika), damit sie den unnatürlichen Aufzuchtbedingungen standhalten können oder schneller Gewicht ansetzen (Hormone). Diese Medikamente befinden sich beim Essen noch im Fleisch und selbst in den Nebenprodukten wie Eiern, Milch und Milchprodukten.

Die chemischen und synthetischen Arzneimittel, auch die Impfstoffe, sind ebenfalls Vergiftungsverursacher. Wenn sie nur in seltenen Ausnahmefällen eingenommen würden, wären sie für unseren Körper nicht so schädlich. Bei der heutigen Übertreibung jedoch sind sie eine große und sich rasch ausbreitende Gefahr für die Bevölkerung.

Außerdem konsumieren wir regelmäßig Farbstoffe, Emulgatoren, Geschmacksverstärker, Stabilisatoren, Antioxidationsmittel, Antiranzmittel, Konservierungsmittel usw. und ferner alle die Zusatzstoffe, die unseren Nahrungsmitteln beigefügt werden – nicht, um ihren Nährwert zu erhöhen, sondern um des Aussehens und der Haltbarkeit willen. Obwohl sie nur in sehr kleinen Mengen in der Nahrung enthalten sind, hat man einen jährlichen Konsum von 2–3 kg errechnet.

Glücklicherweise sind nicht alle Zusätze toxisch; manche sind völlig harmlos. Aber von vielen ist die Schädlichkeit bekannt und bewiesen. Sie werden jedoch toleriert, zwar nicht von unserem Organismus, aber vom Gesetz. Zu ihrer Entlastung führen die Behörden die minimen, weit unter der Vergiftungsschwelle liegenden Quantitäten an. Jeder Stoff ist natürlich geprüft worden. Aber man weiß nicht viel über die Wechselwirkung dieser in kleinen Mengen angeblich unschädlichen Substanzen. Heute wird man sich langsam des Risikos dieses Cocktails bewußt. In der Tat hat man entdeckt, daß die Verbindung der verschiedenen ungefährlichen Zusatzstoffe einen gewissen krebserzeugenden Einfluß ausüben kann.

Die toxischen Substanzen gelangen nicht nur durch die Verdauungskanäle in den Körper, sondern auch über die Haut als halbdurchläßiges Organ. Manche Kosmetika, Talk- und Gesichtspuder, Cremen, Haarfärbemittel, Deodorants usw. enthalten schädliche Stoffe oder sind hart an der Grenze des physiologisch Vertretbaren.

Durch die Atemwege nehmen wir ebenfalls zahlreiche toxische Substanzen auf, z.B. mit dem Tabakrauch und den Fabrik-, Heizungs- und Autoabgasen.

Diese Auflistung soll uns nicht erschrecken, sie soll uns nur die vielschichtigen Quellen der Schlacken bewußt machen. Bei einiger Vorsicht können die meisten Vergiftungsursachen vermieden werden. Unser Organismus ist kein Mülleimer, in den man alles mögliche wirft.

N.B.: Obwohl der Ausdruck Toxin (Gift) richtigerweise nur für vom Körper produzierte Abfallstoffe und nicht für von außen einwirkende Gifte benutzt werden dürfte, wird er in der Umgangssprache für das eine wie das andere angewendet. Das gleiche gilt für die Bezeichnungen «Vergiftung» und «vergiftet», die nicht nur für Vergiftungen durch äußerlich einwirkende toxische Stoffe, sondern auch für die Verschlackung oder allgemein für das Vorhandensein von Abfallstoffen, egal ob innerer oder äußerer Herkunft, verwendet werden.

Krankmachende Wirkung der Abfallstoffe

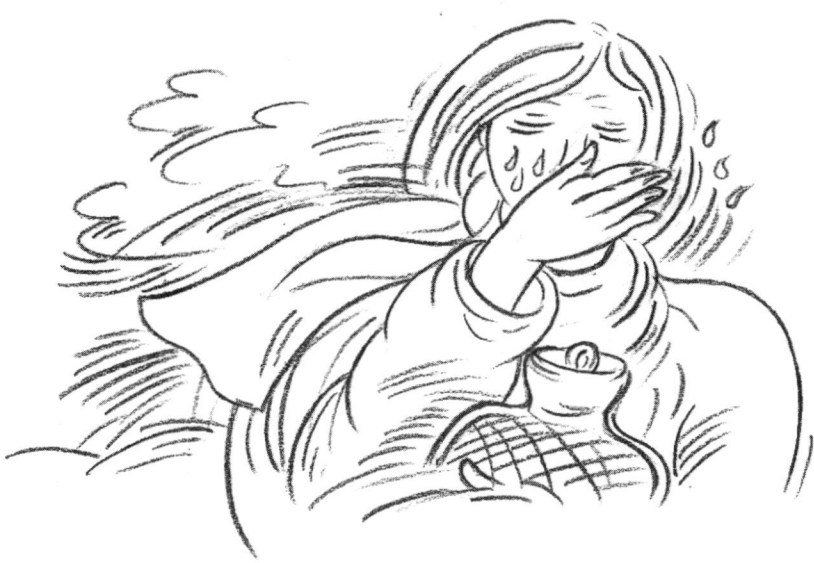

Um die krankmachende Wirkung der Abfallstoffe zu verstehen, muß man sich in Erinnerung rufen, daß der Körper aus einer Unmenge von Zellen besteht, deren Aktivität seine Funktionstüchtigkeit aufrechterhält.

Durch die Gruppierung der Zellen werden die Organe gebildet, doch die Zellen besitzen auch ihre eigenen Organe, die ihnen ermöglichen zu atmen, Energie zu produzieren, Schlacken auszuscheiden, sich fortzupflanzen, Nachrichten auszusenden und zu empfangen. Diese Zellen sind die kleinsten «Lebenseinheiten» des Körpers, und sie sind für das Überleben völlig von ihrem Umfeld abhängig. Da sie ortsgebunden sind, müssen ihnen der Sauerstoff und die Nährstoffe zugeführt und die abgesonderten Abfälle abgeführt werden. Organische Flüssigkeiten wie das Blut, die Lymphe und die Zellsäfte übernehmen den Transport. Sie wurden einst Humore genannt, und man sprach vom Zustand der Humore oder vom humoralen Zustand. Heutzutage hat sich der Begriff gewandelt, und man redet vom «Terrain».

Unser Körper besteht zu 70% aus Flüssigkeit. Unsere Zellen baden sprichwörtlich in einem inneren Ozean aus Zellsäften, durchsetzt mit Nähr- und Reinigungsströmungen: dem Blut- und Lymphkreislauf. Für die Lebensbedingungen der Zelle ist die Zusammensetzung dieser Flüssigkeiten also von größter Wichtigkeit. Wie jedes lebendige Wesen, kann sie in einem feindlichen Umfeld nicht überleben.

Flach ausgebreitet, würde das Zellgewebe sich über 200 Hektar erstrecken. 100 000 km Blutbahnen bilden das Kanalsystem und dienen der Durchblutung dieser enormen Fläche. Unser Körper verfügt jedoch nur über einige Liter Blut. Wie können die Zellen mit so wenig Nährflüssigkeit leben? Zwei Faktoren kompensieren diesen Mangel. Es werden nicht alle Kapillargefäße gleichzeitig gefüllt; nur die aktivsten Teile des Körpers werden jeweils stark durchblutet: die Verdauungsorgane beim Essen, das Hirn beim Denken, die Muskeln bei körperlicher Beanspruchung. Außerdem wird der Flüssigkeitsmangel durch die hohe Geschwindigkeit in einem geschlossenen System, wie es der Kreislauf ist, ausgeglichen: das Blut passiert denselben Ort sehr häufig und schnell; in etwa einer Minute durchläuft es den ganzen Körper.

Geschwindigkeit und differenzierte Befeuchtung ermöglichen also eine genügende Versorgung aller Zellen. Hinzu kommt ein dritter Faktor: die Zellen können normal funktionieren, weil die organischen Flüssigkeiten rein sind. Wenn so kleine Mengen Flüssigkeit zur Sicherstellung der Ernährung und Reinigung einer so großen Anzahl Zellen tatsächlich ausreichen, bedeutet dies, daß die Flüssigkeiten ständig ihre ideale Zusammensetzung bewahren müssen und nicht mit Abfallstoffen überlastet sein dürfen.

Die Reinhaltung der organischen Flüssigkeiten ist also eine der wichtigsten Aufgaben unseres Körpers. Dennoch sondern die 50 000 Milliarden Zellen, aus denen der Körper besteht, ihre Abfallstoffe ins humorale Umfeld wie in eine Kloake ab. 5–7

Milliarden Zellkadaver werden täglich in Blut und Lymphe ausgeschieden. Wie wir gesehen haben, kommen auf dem Wege der Atmung, der Verdauung oder der Haut noch zahlreiche Giftstoffe hinzu.

Um seine innere Umgebung reinzuhalten, verfügt der Körper über verschiedene Ausscheidungsorgane. Jedes – Leber, Därme, Nieren, Schweiß- und Talgdrüsen, Atemwege – filtriert die Abfallstoffe auf seine Art und leitet sie ab. Wenn die Organe normal arbeiten und Eigenproduktion und Zufuhr nicht zu hoch sind, bleibt die innere «Umwelt» sauber, und die Zellen können normal funktionieren.

Doch wenn der Abfallberg zu groß wird oder die Ausscheidungsorgane faul oder schwach sind, speichert das Terrain zunehmend Schlacken, und der organische Zustand verschlechtert sich.

Das Blut verdickt sich, wird dichter und schwerer und kann nicht mehr so leicht in den Gefäßen zirkulieren. Die mitgeführten Schlacken dringen in die Lymphe und Zellseren ein. Je länger die Verunreinigung andauert, desto schmutziger werden diese Flüssigkeiten. Mit der Zeit schwimmen die Zellen in einem wahren Schlammbad, dessen bewegungslose Maße jeden Austausch verunmöglicht. Die Sauerstoff- und Nährstoffzufuhr erreicht die Zellen nicht mehr; schwere Mangelerscheinungen sind die Folge. Da die von den Zellen abgesonderten Schlacken nicht mehr entsorgt werden, erhöht sich die Verschmutzung des humoralen Milieus. Unter diesen Bedingungen können die Zellen ihre Arbeit nicht mehr verrichten und die Organe, die sie bilden, ebenfalls nicht. Ihre Tätigkeit nimmt ab und wird mehr oder weniger unterbrochen.

Die Schlacken setzen sich an den Gefäßwänden ab und verkleinern den Durchmesser, was wiederum die Zirkulationsmöglichkeiten, die Durchblutung des Gewebes und den Austausch verlangsamt. Die angesammelten Schlacken verschmutzen und verstopfen die Filter der Ausscheidungsorgane, sie stauen die

Organe und blockieren die Gelenke. Die Gewebe werden gereizt, entzünden und verhärten sich. Zahlreiche verschiedenartige Erkrankungen sind die Folge, je nach Art des Organs und des Schadens.

Wenn die Schlacken selbst auch nicht toxisch sind: ihre hinderliche Gegenwart löst Schmerzen aus. Die große Anzahl und der Raum, den sie beanspruchen, üben einen negativen Einfluß aus. Sind sie zudem noch toxisch, haben sie wegen der schädlichen und giftigen Eigenschaften um so größere Nachteile. Die Zellen, also der Körper in seiner Ganzheit, werden von den Giften angegriffen. Je nach Art des Giftes wird die Arbeit der Organe behindert, gebremst, umgeleitet oder lahmgelegt. Noch schlimmer: die Zellen können sogar abgetötet werden.

Die Anwesenheit unerwünschter Substanzen in unserem Organismus hat aufgrund ihrer Menge und Art einen schädlichen Einfluß auf unsere Gesundheit.

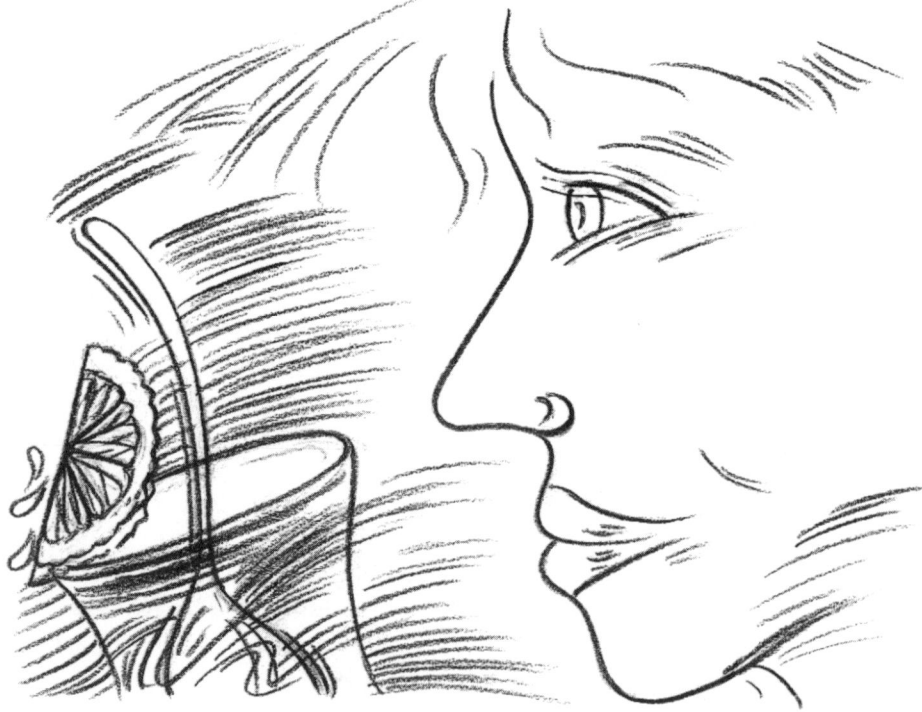

Krankheit aufgrund des angegriffenen Terrains

Die in den Körper eindringenden Abfallstoffe setzen sich nicht nur in einem Teil des Organismus fest, durch die ständige Zirkulation der Flüssigkeiten verteilen sie sich überall. Die Überbelastung bedroht also den gesamten Organismus. Ein grundlegender Satz aus der Naturmedizin drückt es so aus:

«Alle Krankheiten haben eine einzige tiefere Ursache: die Verschmutzung des Terrains.»

Die Vergiftung des Terrains kann sich in zahlreichen Symptomen und lokalen Störungen zeigen, die eine Manifestation nach außen sind. Die Vielfalt der Beschwerden entspricht der Komplexität unseres Körpers; außerdem weist jeder Organismus Schwachpunkte auf, die als erstes Opfer der Überlastung werden.

Die lokalen Äußerungen – sichtbar und schmerzhaft – der humoralen Verschmutzung (Verunreinigung der Körpersäfte) sind ein Alarmzeichen, das die Aufmerksamkeit des Patienten und des Arztes wecken sollte. Leider wird dabei oft vergessen, daß die in der Tiefe wirkenden Humore an den organischen Störungen schuld sind. Infolge dieses schwerwiegenden Irrtums wird die Therapie fehlgeleitet und auf Nebenwirkungen anstatt die Hauptursache ausgerichtet.

Das Verzeichnis und die Beschilderung von Krankheiten sind eigentlich nur Namen für die Spitze des Eisbergs. Der schwergewichtigste Teil des Eisbergs, der sich versteckt hält, ist das überlastete Terrain.

Wie lokale Störungen vom Zustand des Terrains abhängen, läßt sich leicht beobachten.

Tatsächlich kann jede lokalisierbare gesundheitliche Beeinträchtigung, wie eine Bronchitis, Fisteln, Hämorrhoiden, als Barometer für den Zustand des Terrains angesehen werden: Hat der Betroffene bei der Ernährung gesündigt? Ist sein Stoffwech-

25

selhaushalt wegen Schlafmanko verlangsamt? Dann steigt der Belastungswert der Körpersäfte, die Bronchitis wird schlimmer, die Fisteln nässen mehr, und die Hämorrhoiden bluten mehr.

Die lokalen Störungen sind also so etwas wie ein Gradmesser der materialen Gesundheit. Je mehr diese sich verschlechtert, desto mehr lokale Beschwerden treten auf, verschlimmern und vermehren sich. Wenn sich jedoch der Gesundheitszustand des Terrains bessert, nehmen die Beschwerden ab, werden seltener und verschwinden schließlich. Aber dazu müßte logischerweise die therapeutische Tätigkeit auf die Sanierung des Terrains ausgerichtet sein und nicht auf die Nebenwirkungen.

Wenn das überlastete Terrain nicht der tiefere Grund der Krankheiten wäre, wie ist es dann erklärbar, daß eine einzige Behandlung – die Drainage der Toxine – bei einem Kranken alle Störungen verschiedenster Natur zum Verschwinden bringt?

Obwohl es nicht den Anschein hat, steht diese Anschauung in bezug auf Krankheit nicht im Widerspruch zu jener der mikrobiellen Ursache.

Die meisten Menschen glauben, daß wir das Opfer von Mikroben sind und deshalb krank werden. Eine oberflächliche Beobachtung scheint diese Theorie zu bestätigen. Ohne die Schädlichkeit der Mikroben zu verneinen, muß doch betont werden, daß sehr viele Krankheiten nicht mikrobiellen Ursprungs sind, so zum Beispiel Herz-Kreislauf-Krankheiten, Asthma, Tumore, Nervenentzündungen, Neuralgien, Anämien, Depressionen, fast alle Erkrankungen der Haut und des Verdauungstraktes, der graue Star, der grüne Star, Menière- und Basedow-Krankheit, Menorraghien usw.

Außerdem weiss man, daß die Auswirkungen der Mikrobenangriffe von einem Kranken zum anderen enorm variieren. Sie können klein, sehr groß, sogar tödlich, aber auch gleich Null sein, je nach Aufnahmezustand des Organismus. Sie finden nur bei einem überlasteten Terrain Gastrecht. Sie überleben, vermehren sich und schaden nur, wenn es das Gelände erlaubt.

Es heißt, daß selbst Louis Pasteur auf seinem Totenbett seinen Angehörigen diese Erkenntnis noch anvertraut hätte: «... die Mikrobe ist nichts, das Terrain alles.»

Hauptursache der Krankheiten ist also nicht die Mikrobe, sondern das mit Abfallstoffen überlastete Terrain, das ihr das Einnisten ermöglicht. Wir sind wieder beim Terrain angelangt und der Notwendigkeit, dieses vor zuviel Abfallstoffen zu schützen. Der Zustand des Terrains ist für den gesunden Betrieb unseres Organismus von solcher Wichtigkeit, daß alle Bestrebungen darauf abzielen müssen, es vollkommen sauber zu halten.

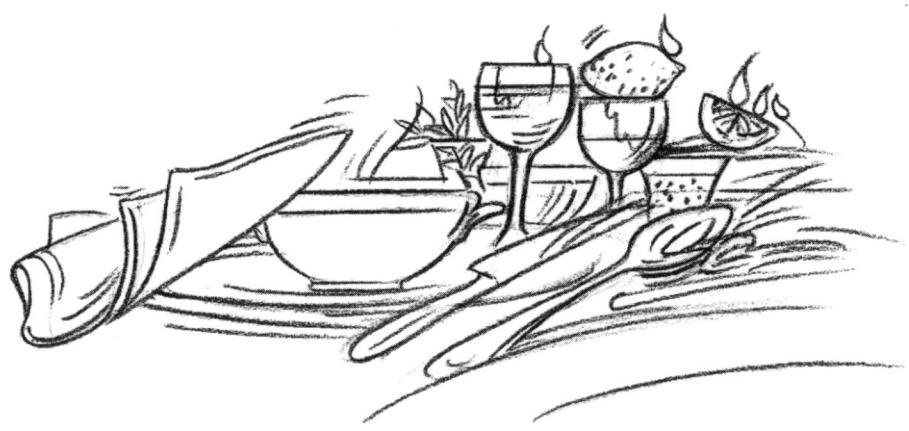

Unser Organismus schützt seine Gesundheit durch Selbstreinigung

Im Gesundheitszustand zeigt sich der Wille des Organismus, die Unversehrtheit und Reinheit seines Terrains zu bewahren, in einer ständigen Abwehr gegen das Eindringen jeglichen schädlichen Stoffes oder Fremdkörpers und ihrer Ausweisung, falls ein Eindringen ihnen trotzdem gelungen sein sollte.

Dieser Kampf kann schon beim Verdauungsvorgang beobachtet werden. Die Verdauung ist eine richtige Schlacht, die zwischen unserem Organismus und der Nahrung ausgetragen wird mit dem Ziel, bei den von außen zugeführten Energien eine Aus-

27

wahl zu treffen, das heißt sie entweder zu nutzen oder, wenn sie unerwünscht sind, außer Gefecht zu setzen. Die in der Nahrung enthaltenen Proteine sind beispielsweise viel zu mächtig für unseren Organismus. Deshalb werden sie beim Verdauungsvorgang in Aminosäuren gespalten, bevor sie resorbiert werden können.

Wenn zufällig schädliche Gase oder Nahrungsmittel in unseren Organismus gelangen, vertreibt er sie durch Erbrechen, Niesen oder Hustenanfälle.

Der Körper bemüht sich oft jahrelang, einen Fremdkörper, der nie völlig entfernt wurde, abzustoßen (Holzsplitter, Granatsplitter usw.).

Wenn der Körper krank ist oder kränkelt, d. h. wenn das Terrain gefährlich überlastet ist, bleibt er nicht untätig wie ein Opfer ohne Gegenwehr. Er reagiert und versucht das toxische Gefahrenpotential lahmzulegen oder auszuscheiden.

Die Säuberung des inneren Milieus wird durch die schon erwähnten Ausscheidungsorgane vorgenommen: vermehrte Absonderung von Gallensekret und Speichel, Erbrechen, Durchfall auf dem Verdauungsweg; konzentrierte, saure, brennende, belastete Urine auf dem Nierenweg; starke Schweißabsonderungen, Nässen, Auftreten von Pickeln, Ekzemen auf dem Hautweg; Auswurf der kolloidalen Schlacken auf den Atmungswegen (Bronchien, Sinus, Nase). Der Abfall wird auch auf Nebenwegen entsorgt: Speicheldrüsen, Gebärmutter, Mandeln, Tränendrüsen. Als letzten Ausweg schafft der Körper sich manchmal auch «künstliche» Ausgänge, um die Flut der Abfallstoffe bewältigen zu können: Hämorrhoiden, Fisteln, Geschwüre...

Diese Reinigungsbestrebungen und Säuberungskrisen, mit denen sich der Körper von den Toxinen befreit, die sein inneres Milieu übersättigen, sind nichts anderes als das, was wir gemeinhin Krankheiten nennen. Oder anders gesagt, wenn es auch das gleiche meint: Krankheiten sind die Begleiterscheinung der vom Körper durchgeführten Säuberungsaktionen. Man nennt sie Bronchitis, wenn sie sich bei den Bronchien äußert, Ekzem, wenn die Haut in Mitleidenschaft gezogen wird, usw. Sie widerspiegeln das körperliche Bestreben, das der Reinigung und Vorbeugung und nicht der Zerstörung dient.

Sydenham, ein englischer Arzt des 17. Jahrhunderts, hat die heilsamen und reinigenden Eigenschaften der Krankheit in diesen Worten zusammengefaßt:

«Die Krankheit ist nichts anderes als die Anstrengung der Natur, die zum Schutz des Kranken mit all ihrer Kraft daran arbeitet, die verdorbene Materie auszustoßen.»

Einige Beispiele verhelfen dieser Theorie zum besseren Verständnis:

– Bei den Völlereien, beispielsweise am Jahresende, werden die Körpersäfte einer Familie mit Abfallstoffen übersättigt. Doch der Körper jedes Familienmitglieds wird auf die gleiche Ursache, nämlich die humorale Vergiftung, spezifisch reagieren, um die krankhafte Materie loszuwerden: das eine klagt über entzündete Atemwege (Ausscheidung über die Bronchien), beim anderen bricht das Ekzem wieder aus (Ausscheidung durch die Haut), das dritte leidet an Durchfall (Verdauungsweg) usw.

– Krankheiten, bei denen man durch Verabreichung von Medikamenten die Symptome (also die Ausscheidungen) abklemmt, neigen dazu, sich zu verschlimmern, den Kranken in einem schwachen Zustand oder anhaltendem Unwohlsein zu belassen, weil die Abfallstoffe, die der Organismus zu seiner Sanierung ausscheiden wollte, in tiefere Regionen zurückgestoßen wurden.

– Krankheiten, die man «herauskommen» läßt, wie z. B. Grippen, denen man gar mit Hilfe von warmen Bädern und Getränken den Ausgang öffnet, führen uns in einen Gesundheitszustand, der besser ist als jener vor Ausbruch der Erkrankung. Dies erklärt sich ganz einfach dadurch, daß die Ausscheidungen den humoralen physiologischen Zustand wiederhergestellt haben. Übrigens hat das jeder von uns schon in der Praxis beobachten können.

– Bei den in der Naturmedizin vorgenommenen Reinigungskuren können auch Heilungskrisen auftreten. Tatsächlich handelt es sich dabei um durch Diäten und Drainagen geförderte Ausscheidungskrisen. Besonders interessant ist, daß diese in ihrer Art den bekannten Krankheiten absolut gleichen können: Ausscheidung durch die Haut = Ekzem, Entleeren der Sinus = Sinusitis usw. Diese Krankheitssymptome bedeuten keine Verschlechterung des Allgemeinzustandes, sondern eher eine Rückkehr zur Gesundheit.

Die Reinigungskrisen, die sich in Form von Krankheit äußern, können ausgeprägter oder chronischer Natur sein. Bei ausgeprägtem Krankheitsverlauf ist der Ausscheidungsprozeß unverhofft, heftig und umfangreich. Bei chronischen Erkrankungen steht der permanente (chronische) Kraftaufwand zur Ausschaltung und Ausscheidung der fortwährenden Verschlackung und Vergiftung im Vordergrund.

Wenn ein Ausscheidungsorgan unfähig ist, weiterhin seine Arbeit zu verrichten, werden die Abfallstoffe durch einen anderen Ausgang abgeleitet. Nur dank der Kenntnis der Transportwege kann man verstehen, wie ein kaum «genesener» Mensch die gleiche Krankheit «nochmals bekommt» oder, wie es scheint, eine andere, die einer dritten Platz macht usw.

Der Kranke rennt also in der Hoffnung auf Heilung von einem Spezialisten zum nächsten. Aber solange das grundlegende Problem – die Verschmutzung des Terrains – nicht gelöst ist, werden die Reinigungskrisen andauern und jedesmal ein anderes Organ befallen.

Es ist möglich, daß die Ausscheidungsorgane durch dieses Sichauflehnen des Organismus, diese reinigenden Gewitter ermüden und Schaden nehmen oder daß eine schwere Infektion hinzukommt. Dann benötigen sie die entsprechende Behandlung. Nichtsdestotrotz bleibt die heilende Reinigung des Terrains oberstes Ziel des Organismus.

Eine Reinigungskrise darf also niemals ohne Grund unterdrückt werden. Sie sollte ganz im Gegenteil unterstützt, gefördert und sogar angeregt werden, wenn sie nur zögernd ausbricht oder abläuft.

Symptomunterdrückende Medikamente, die den Reinigungsbemühungen des Organismus zuwiderwirken, sollten nur verabreicht werden, wenn das Leben des Kranken in Gefahr ist, die Schmerzen zu stark sind oder die Mikroben überhandnehmen.

Die Unterbindung der Symptome sollte eine außergewöhnliche Maßnahme für eine außergewöhnliche Situation sein. Die Erfolge solcher Behandlungen sind übrigens nur vorübergehend, weil die tiefere Ursache nicht beseitigt wurde. Für ein tiefergehendes, dauerhaftes Ergebnis muß dem durch die Symptombekämpfung gewonnenen Aufschub immer und so bald als möglich eine generelle Reinigung des humoralen Milieus folgen.

Aus mangelndem Verständnis für diese einfachen, naturgegebenen Zusammenhänge behindern viele Therapien unwissentlich die heilenden Kräfte des Organismus. Daraus entsteht folgende verhängnisvolle Lage: Immer wenn der Organismus sich durch eine Krise von den lästigen Toxinen zu befreien sucht, verdrängt die Therapie die Abfallstoffe in die humoralen Tiefen. Gewiß kann eine repressive Behandlung zu einem bestimmten Zeitpunkt nützlich sein, aber die tiefere Ursache, die Verschmutzung des humoralen Milieus, verschlimmert sich, weil der Überlastungswert nicht sinkt, sondern ganz im Gegenteil durch die Zufuhr medikamentöser Gifte noch steigt.

Die widernatürliche Verdrängung ist eine bequeme, aber illusorische Lösung. Sie verschärft die Lage, indem sie vorspiegelt, die Gesundheit zu bessern. Die Natur beweist uns, daß wir auf dem falschen Weg sind.

In der Tat gibt die Natur ihre Reinigungsbestrebungen nicht so schnell auf und antwortet auf jede Unterdrückung mit einem neuen Ausscheidungsversuch, anfangs meist durch das gerade geschlossene «Tor». So kommt es zur Wiederholung und zu dauernden, hoffnungslosen Rückfällen.

Wenn die Überlastung stark zunimmt und der Widerstand des Terrains aufgrund der repressiven Behandlung abnimmt, stellen sich Komplikationen ein.

Durch die Unterdrückung der geringfügigen reinigenden, heilsamen und regenerierenden Krankheiten verwandeln diese sich bald einmal in abartige, zerstörerische Krankheiten. Dies führt zu Situationen, in denen die Organe so geschwächt und verbraucht sind, die Abwehrkräfte so verringert, daß der Kranke zum wehrlosen Zeugen des Befalls und der Zerstörung seines Körpers durch die Schlacken oder hinzukommenden mikrobiellen Infektionen wird. In diesem Fall hat die Krankheit natürlich ihre heilenden und aufbauenden Eigenschaften verloren und bedarf einer spezifischen Behandlung. Selbst in diesen Extremfällen muß jedoch eine Reinigung des Terrains unternommen werden, denn trotz der schweren Krankheit bleibt die Sauberkeit des Terrains oberstes Gebot für die normale Körperfunktion.

Paradoxerweise hat die Säuberung des Organismus von den gewebeübersättigenden Schlacken auch einen positiven Einfluß auf Mangelerscheinungen, das heißt auf Krankheiten aufgrund eines Defizits an wichtigen Substanzen wie Vitaminen, Spurenelementen usw. Tatsächlich gelangen die lebenswichtigen Stoffe oft nicht bis zu ihrem Nutzungsort (den Zellen), weil der Weg dahin (die organischen Säfte) durch Schlacken verstopft ist. Um diesen Mangelerscheinungen entgegenzuwirken, muß also der Organismus entgiftet werden. Durch die Drainage wird die Materie gesäubert, und der Körper kann wieder richtig von den Nährwerten profitieren.

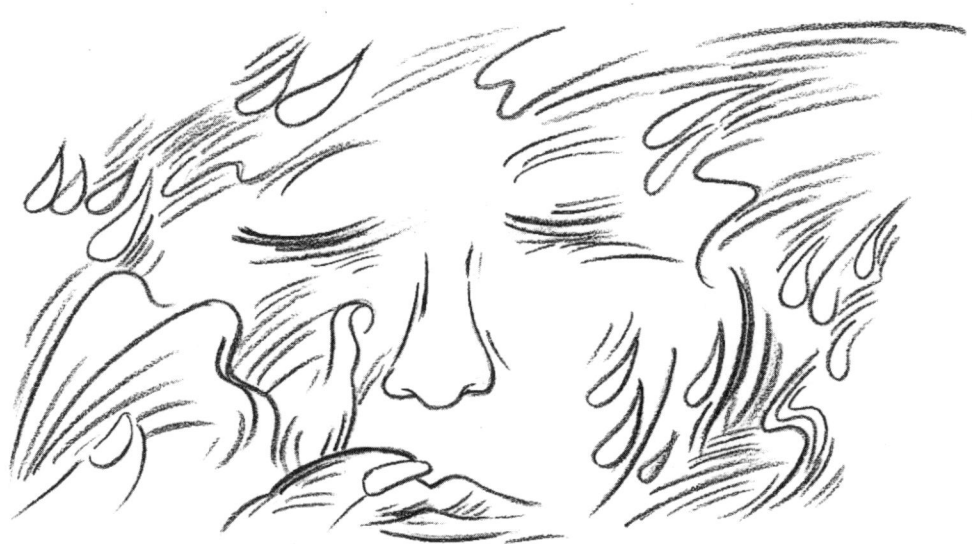

Pflegen heißt reinigen

Wenn die tiefere Ursache der Krankheiten in der Anwesenheit unerwünschter Stoffe im Organismus begründet liegt, ist die Krankheit mit allen ihren Symptomen Ausdruck der physischen Bemühungen, sich von diesen Toxinen zu befreien. Die Therapie sollte logischerweise auf dieser Erkenntnis aufbauen und die Heilungsbestrebungen des Körpers unterstützen. Die Gesundung erfolgt, wenn der Organismus die Abfallstoffe hinausbefördern kann, das Gewebe sich erholt hat und der humorale Zustand wieder normal ist.

Pflegen heißt also reinigen. Hippokrates, Vater der Medizin, hat diese Weisheit so ausgedrückt:

«Alle Krankheiten heilen sich aufgrund einer Ausscheidung, entweder durch die Körperöffnungen Mund, Anus, Blase oder durch eines der Ausscheidungsorgane. Die Schweißdrüsen sind eines davon, das bei allen Beschwerden hilft.»

Wenn die Notwendigkeit der humoralen Reinheit nur ein Standpunkt, eine vom Menschen erdachte Theorie wäre, würde die Natur nicht die Bestätigung liefern. Doch die aufmerksame Beobachtung der von den Tieren angewandten Heilverfahren zeigt ganz offensichtlich, daß die Natur sich reinigt, um sich zu regenerieren.

Wenn ein Tier krank ist, frißt es nicht mehr. Das Fasten ermöglicht den Abbau der Abfallstoffe durch Autolyse und begünstigt ihre Ausscheidung.

Man weiß auch, daß Hunde und Katzen Quecke fressen, wenn sie krank sind. Dieses Heilkraut beeinflußt je nach Dosis die Ausscheidungen der Lungen (schleimlösend), der Nieren (harntreibend) oder der Därme (abführend und reinigend).

Man hat beobachtet, daß Wölfe und Gemsen, die von Giftschlangen gebissen wurden, sich mit abführenden Heilpflanzen von den Giftstoffen befreien. Die Elefanten säubern ihren Darmtrakt mit Tonerde.

Manche kranken oder verletzten Tieren wälzen sich in Lehmschlamm und profitieren durch die improvisierten Wickel von den starken Reinigungseigenschaften. Merkwürdigerweise sind alle Heilpflanzen ausscheidungsfördernd, d. h. sie haben einen reinigenden Effekt auf den Organismus.

Überall in der Welt befürworten verschiedene Völkerstämme die Reinigungstechniken und wenden sie zum Erhalt der Gesundheit oder zur Heilung an.

Die Sauna im Norden, das Dampfbad in arabischen Ländern und der Türkei (hammam), die heißen Dampfbäder in kleinen Hütten der Indianer in Nordamerika: die entgiftenden Eigenschaften des Schwitzens werden allerorten genutzt.

Alle großen Religionen haben zur Reinigung Fastenzeiten verordnet. Auch die bekannten «Frühlingskuren», deren erklärtes Ziel die Blutreinigung ist, haben Tradition. Man denke auch an die den Kindern auferlegten saisonalen Abführprozeduren und Spülungen bei Ankunft des Frühlings.

Diese wenigen Beispiele – es gäbe noch viele – zeigen uns den von der Natur gewiesenen Weg.

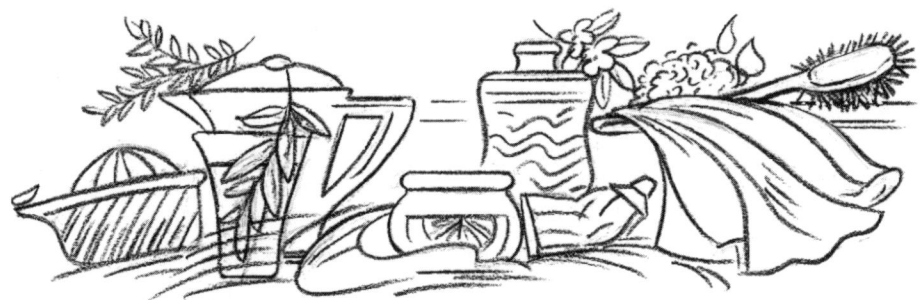

Entschlackungspraktiken

Entschlackungspraktiken – Drainagen – sind Wege zur Reinigung des Organismus gemäß der Lebensweisheit von Hippokrates:

«Medizin ist die Kunst, die Heilverfahren der Natur nachzuahmen.»

Die Drainage ist eine Stimulation der Blutfiltration und der Absonderung der Toxine durch die verschiedenen Ausscheidungsorgane des Körpers. Die angewandten Methoden oder Entschlackungsmittel sind vielfältig. Es können Heilpflanzen sein oder Säfte und Nahrungsmittel mit entschlackenden Eigenschaften, Massagen, Darmwaschungen usw.

Die Drainage führt immer über die Entschlackungsorgane. In den Drainagekuren konzentrieren sich alle Kräfte darauf und sind bestrebt, den Ausscheidungsprozeß zu normalisieren, wenn er ungenügend war, oder über eine gewisse Zeitspanne zu steigern, um die Altlasten loszuwerden.

Vom Entschlackungsmittel angeregt, reinigt sich zuerst das Ausscheidungsorgan selbst von all den Abfallstoffen, die in seinem Gewebe verharren und den «Filter» verstopfen. Ist es selbst sauber, kann es auch das Blut wieder richtig filtrieren. Aufgrund seiner mäandernden Zirkulation kann nun das Blut seinerseits die im Tiefengewebe festsitzenden Toxine ausschwemmen und zu den Ausscheidungsorganen transportieren.

Die Drainage zeichnet sich also durch eine verstärkte Ausschaffung des Abfalls durch die Ausscheidungsorgane aus. Sie muß für die Person, welche die Kur durchführt, sichtbare Ergebnisse liefern: mehr und regelmäßigere Darmausscheidungen; voluminösere und dunklere, weil belastete Urine; vermehrten Schweißaustritt; Befreiung der Atemwege von den verstopfenden kolloidalen Abfällen.

Diese sichtbare Ausscheidung der Schlacken ist mit einer Verminderung der im Gewebe enthaltenen Toxinwerte gepaart. Das Terrain wird sauber. Infolgedessen bessert sich der Allgemeinzustand; die Beschwerden verringern sich und verschwinden nach und nach. Die Heilungschancen hängen natürlich vom Ausmaß des Schadens, den die Organe erlitten haben, und ihrer Regenerierungsfähigkeit ab. Zwei weitere wichtige Faktoren, die nicht außer acht gelassen werden dürfen, sind Wirksamkeit und Dauer der Kur.

Die Wirksamkeit der Drainage beruht auf ihrer Intensität. Die Dosis des Entschlackungsmittels muß also stimmen. Ist sie zu gering, wird der Ausscheidungsprozeß nicht genügend stimuliert, und die Behandlung zeitigt keinen Erfolg. Bei zu hoher Konzentration ermüdet der Organismus, und die Organe können durch die Flut der Toxine Schaden nehmen. Die optimale Dosierung liegt also zwischen den beiden Extremen. Sie ist für jeden Organismus unterschiedlich und kann nicht anhand mathematischer Gesetze bestimmt werden. Jeder muß die für sich richtige Dosis herausfinden. Man fängt mit kleinen Mengen an, die man allmählich erhöht. In hohen Dosen zu beginnen und diese zu verringern, ist ein schlechter Weg, weil sie den Körper ermüden, aus dem Rhythmus bringen und seine echte Reaktion überdecken.

Die Kurdauer spielt auch eine fundamentale Rolle. Der durch die Drainagen provozierte Reinigungsprozeß ist physiologischer Natur. Seine tiefere Wirkung zeigt sich nur langfristig. Der Körper kann sich nicht abrupt von allen seinen Toxinen befreien. Sie werden im Gegenteil nach und nach aus dem Blut und den Geweben gezogen. Damit eine Kur wirksam ist, muß sie über mehrere Wochen, vorzugsweise ein bis zwei Monate, ausgedehnt werden. Je nach Fall sollte sie mehrmals pro Jahr wiederholt werden.

Die Ausscheidungsorgane müssen nicht unbedingt alle gleichzeitig angesprochen werden. Bei der ersten Drainage ist es sogar ratsam, nur ein Organ zu stimulieren, um so die Körperkräfte nicht aufzusplittern. Man wählt also zuerst das schwächste.

Die andere Möglichkeit ist, sie in der Reihenfolge ihrer Klassierung anzuregen: die Leber, den Darmtrakt, die Nieren, die Haut, die Lungen. Diese Vorsichtsmaßnahme und Vorgehensweise ist um so wichtiger, je vergifteter der Patient ist (großer Fleischesser, großer Arzneimittelkonsument...) oder wenn die physischen Kräfte geschont werden müssen (ältere oder kranke Person). Natürlich kann die Kur nach der Rehabilitation der Ausscheidungsorgane auf alle gleichzeitig ausgedehnt werden. Zur wirksamen Behandlung der verschiedenen Ausscheidungsorgane muß man ihre Funktionsweise kennen. Unter diesem Gesichtspunkt behandeln die folgenden Kapitel in einem ersten Teil jeweils die Arbeitsweise des Organs und in einem zweiten die Entschlackungsmittel.

Für jedes Organ wird eine große Auswahl an Drainagemethoden vorgestellt, damit ein jeder die für ihn wirksamste finden kann. Im allgemeinen reicht ein gut gewähltes Entschlackungsmittel pro Organ völlig aus. Manchmal kommt es jedoch vor, daß die Ausscheidungsorgane dermaßen mit Abfallstoffen übersättigt sind, daß zur Loslösung mehrere Drainagetechniken kombiniert eingesetzt werden müssen.

Die in diesem Buch vorgestellten Entschlackungsmittel erfüllen zwei Kriterien: sie sind einfach in der Darstellung, einfach in der Anwendung und ohne Fremdhilfe und komplizierte Apparaturen herstell- und anwendbar. Die Liste der Mittel ist also nicht erschöpft. Zögern Sie nicht, andere zu wählen, falls diese Ihnen besser zusagen.

Ausscheidungsorgane

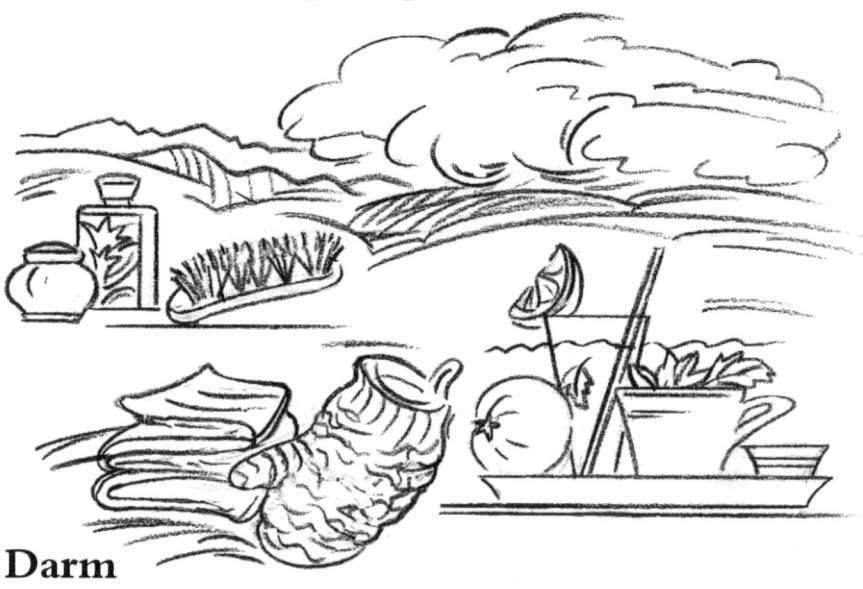

Darm

Die Umwandlung der Nahrung, die wir zu uns nehmen, beginnt im Mund und im Magen. Am Magenausgang bilden der Dünndarm und der Grimmdarm einen langen Schlauch, in dem die Nahrungsbestandteile zur Absorption oder Ausscheidung aufbereitet werden.

Der Dünndarm

Der Dünndarm ist der Abschnitt des Verdauungskanals, der den Magen mit dem Grimmdarm verbindet (Abb. 1, S. 41). Der erste Teil des Abschnitts ist der starre Zwölffingerdarm, in den sich die Bauchspeicheldrüsen- und die Lebersäfte ergießen. Der zweite Teil besteht aus zwei beweglichen Abschnitten, dem Leerdarm und dem Krummdarm. Hier ist die Verdauung fertig, und die Nahrungsbestandteile werden absorbiert. Der Dünndarm endet auf der Höhe des Blinddarms an der Basis des aufsteigenden Grimmdarms. Er ist 4 m lang und hat einen Durchmesser von etwa 3 cm.

Nach der Verdauung entläßt der Magen die Nahrung in den Dünndarm. Er hat die Aufgabe, den Speisebrei unter Zusatz der Bauchspeicheldrüsen- und der Lebersäfte wie auch der eigenen Verdauungssäfte in assimilierbare Teilchen aufzuspalten. Wenn die aufgenommene Nahrung dem Weiterverarbeitungsvermögen des Verdauungskanals angepaßt ist, erfolgt auch eine gute Verdauung. Weitere Zersetzungen im Verdauungskanal sorgen für einen normalen Stuhl und seine geregelte Ausscheidung.

Ziel der Verdauung ist die Reduzierung der komplexen Nahrungsmittel in einfache Teilchen, die von den Zellen absorbiert werden können. Alle Umwandlungen der Nahrung geschehen im Innern des Verdauungskanals. Wenn die verschiedenen Abläufe der Verdauung beendet sind, verlassen die Nährstoffe den Darm und gelangen in den Blutkreislauf, um ihrem Nutzungsort zugeführt zu werden. Die Absorption findet im Dünndarm statt. Die Nährstoffe dringen durch die Darmwände in das Netz der feinen Kapillaren ein, mit dem sie ausgekleidet sind. Gebündelt bilden diese Kapillaren die Pfortader (Abb. 4, S. 77), welche die verschiedenen Nährstoffe aus dem Speisebrei der Leber zuführen: Aminosäuren, Zucker, Fette, Mineralien, Vitamine usw. Die Leber verteilt sie nach diversen Umwandlungen über den Blutkreislauf in den gesamten Organismus.

Die Darmschleimhaut ist in gesundem Zustand ein «kluger» Filter, der nur gut vorbereitete, d. h. gut verdaute Nährstoffe ins Blut läßt. Die großen, schlecht zersetzten Nahrungsmoleküle und die toxischen Reste sind zum Verbleib im Darm gezwungen, bis sie in den Grimmdarm entlassen und Teil der Fäkalien werden.

Es kommt jedoch vor, daß die «Schleimhautfilter» beschädigt sind und durch die erlittenen kleinsten Verletzungen zahlreiche Toxine in die Blutbahn eindringen können. Wenn die Wandung porös ist, fällt der Schutz des inneren Milieus dahin, und die Abfallstoffe können das Terrain überschwemmen. Das bedeutet humorale Verschlackung, tiefere Ursache aller Krankheiten.

Ursachen für den Angriff und die Zerstörung des Darmfilters gibt es viele. Jede im Übermaß verzehrte oder qualitativ unpassende Nahrung wird schlecht verdaut und reizt die Darmschleimhaut; die Nahrungszusammensetzung kann die Verdauung behindern und Gärung, Gifte und Reizstoffe erzeugen. Insektizide, Antibiotika und Lebensmittelzusätze sind ein Angriff auf unsere anfälligen Darmschleimhäute. Man weiß übrigens, daß zahlreiche Medikamente eine schlimme Wirkung auf unseren Verdauungskanal haben. Dazu gehört Aspirin, das die Magenschleimhaut zerstört.

Der Chymus oder Speisebrei, d. h. die mit Verdauungssäften eingespeichelte Nahrung, wird durch die Peristaltik in den Darm getrieben. Dafür sorgen die Ringmuskeln in der Darmwandung, die durch ein Zusammenziehen oberhalb und das Lösen unterhalb des Speisebreis diesen in Richtung Grimmdarm schieben.

Die Peristaltik ist eine Reflexbewegung, die durch den Kitzeleffekt des Speisebreis auf das feine Nervennetz der Darmwände ausgelöst wird. Für eine gute Peristaltik sind zwei Bedingungen zu erfüllen:

– Das Volumen des Speisebreis muß den Darm füllen und Kontakt zur gesamten Wandfläche haben, und
– der Speisebrei muß genügend Faserstoffe enthalten, um das Nervennetz zu stimulieren.

Diese Bedingungen erfüllen vor allem die pflanzlichen Nahrungsmittel: Gemüse, Früchte, ganzes Korn (Vollkornprodukte).

Die Muskelaktivität ist ein weiterer Einflußfaktor auf die Peristaltik. Tatsächlich hängt die Funktionstüchtigkeit der glatten Muskeln, die uns nicht gehorchen, stark von der Aktivität der quergestreiften Muskeln ab, die uns die Bewegung ermöglichen und unserem Willen unterliegen.

Bei physischer Aktivität «massieren» die quergestreiften Muskeln die glatten, stimulieren sie und zwingen sie zur Bewegung.

Da bei Bewegungsmangel die quergestreiften Muskeln nicht beansprucht werden, bilden sich auch die glatten Muskeln unserer Organe zurück. Für die Darmmuskeln bedeutet dies einen Verlust an Spannkraft, eine allmähliche Verkümmerung der peristaltischen Muskeln. Mehr oder minder ausgeprägte Darmträgheit ist die Folge.

Der Dünndarm ist, abgesehen von seiner Bedeutung in der Verdauung der Nahrung, wie der Grimmdarm auch, ein Ausscheidungsorgan, und diesem Aspekt wollen wir uns nun zuwenden.

Welche Abfallstoffe durchqueren den Darmtrakt und werden zum Schluß im Verdauungskanal ausgeschieden?

Abbildung 1

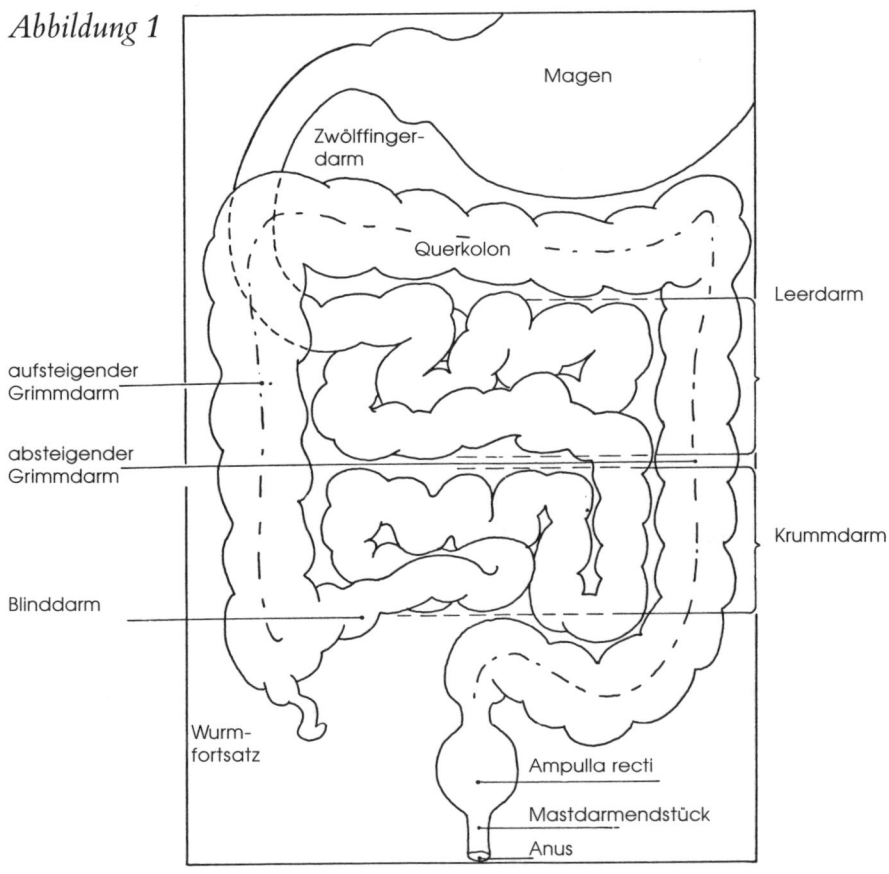

Magen

Zwölffingerdarm

Querkolon

Leerdarm

aufsteigender Grimmdarm

absteigender Grimmdarm

Krummdarm

Blinddarm

Wurmfortsatz

Ampulla recti

Mastdarmendstück

Anus

– Alle nicht absorbierten Nahrungsteilchen. Es handelt sich dabei hauptsächlich um Zellfasern von vegetarischen Nahrungsmitteln.
– Nutzbare Bestandteile, die aus irgendeinem Grund nicht assimiliert werden konnten. Sie machen rund einen Drittel unserer Nahrung aus.
– Jeden Tag sondern die Verdauungsdrüsen in großer Menge Verdauungssäfte ab:
  – 1 bis 1 ½ Liter Speichel
  – 1 ½ Liter Magensäfte
  – 1 Liter Galle
  – ca. 1 Liter Bauchspeicheldrüsensäfte
  – 2 Liter Darmsäfte

Alle diese verschiedenen Sekrete enthalten Verdauungssäfte, aber auch von den Drüsen filtrierte Abfallstoffe. Die Galle hilft zum Beispiel Fette zu verdauen, aber sie enthält ebenfalls die von der Leber ausfiltrierten Schlacken.

Der größte Teil der Sekrete wird gleichzeitig mit den Nährstoffen resorbiert, doch die darin enthaltenen Abfallstoffe werden auf dem Darmweg ausgeschieden.

Die Schleimdrüsen des Verdauungskanals spielen eine doppelte Rolle, nämlich Assimilation und Katabolismus. Sie bauen durch den Stoffwechsel die sich im inneren Milieu befindlichen Substanzen ab. Der Vorgang läßt sich im Mundbereich besonders gut beobachten. Ein teigiges Gefühl und eine weißbelegte Zunge zeugen von der Schlackenausscheidung auf diesem Weg.

Grimmdarm

Der Grimmdarm wird auch Dickdarm genannt, weil er einen größeren Durchmesser – je nach Abschnitt 3–8 cm – als der Dünndarm hat. Er ist 1,5 m lang. Er legt sich wie ein Rahmen um den Dünndarm und die Bauchhöhle (Abb. 1, S. 41). Zum Dickdarm gehören der aufsteigende Grimmdarm, der Querkolon, der absteigende Grimmdarm und der Mastdarm als Schlußstück des Verdauungstraktes. Zum Mastdarm gehört die Ampulla recti, ein Hohlraum zur Rückhaltung der Fäkalien, und der Analkanal, der in den Anus, das Ausgangstor des Verdauungskanals, mündet.

Der Grimmdarm hat zwei Aufgaben:

Verdauung

Im Grimmdarm finden die letzten Umwandlungen der Nahrung statt. Kolibakterien greifen die Nahrungsfasern an und entziehen ihnen die noch vorhandenen Nährstoffe, die dann von den Grimmdarmschleimhäuten absorbiert und im gleichen Vorgang wie beim Dünndarm an die Leber weitergegeben werden. Übrigens werden im Grimmdarmbereich große Mengen Wasser resorbiert. Entgegen gewissen Meinungen ist der Grimmdarm doch in der Lage zu absorbieren, was übrigens durch die unbestrittene Wirksamkeit der Zäpfchen und der Nährstoffeinläufe bewiesen ist. Das ist eine wichtige Erkenntnis, denn wenn der Grimmdarm Nährstoffe absorbieren kann, kann er auch toxische Substanzen aufnehmen. Das geschieht, wenn der Darmbetrieb sich verlangsamt und die Materialien mehrere Tage nacheinander mit den Schleimhäuten des Grimmdarms in Kontakt sind. Die nicht ausgeschiedenen Materialien gären, faulen und greifen die Wände an, die dann porös werden. So gelangen die Toxine in das innere Milieu.

Diesen Toxinen schließen sich noch gefährliche Mikroben aus den Därmen an. Das positive Klima des Darmmilieus ändert sich bei Gärung und Fäulnis und provoziert die Umwandlung der hilfreichen Mikroorganismen der Darmflora in aggressive Mikroben, die auch die benachbarten Organe erobern und besetzen können.

Dies zeigt, wie überaus wichtig es ist, daß die Nahrung den Darm in einer vernünftigen Zeit durchläuft.

43

Ausscheidung

Die wertlosen, nicht assimilierten Reststoffe bilden die Fäkalien, die durch einen Reflexvorgang ausgestoßen werden. Wenn die Mastdarmblase geweitet, weil gefüllt ist, löst das beim inneren Schließmuskel einen Reflex aus, und man spürt das Verlangen, auf die Toilette zu gehen. Wenn wir nun den äußeren Schließmuskel (Anus) lockern, der uns ja gehorcht, kann der Stuhl entleert werden.

Wenn wir unserem Verlangen nicht nachgeben und die Fäkalien zurückhalten, was dank der Muskelbeherrschung möglich ist, verursachen wir Krämpfe. Der krampfartige Zustand des Schließmuskels kann zu Verstopfung führen.

Die Fäkalien werden durch die Peristaltik der Wände in den Grimm- oder Dickdarm befördert. Wir unterstreichen hier nochmals die Bedeutung von genügend Zellstoffen in unserer täglichen Ernährung.

Wenn der Stuhl zu trocken ist, klebt er an den Wänden des Grimmdarms, kommt nur schlecht vorwärts und ist schwer auszuscheiden (Ziegenkötel). Genügend Flüssigkeit zum Einschwemmen kann das Durchlauf- und Ausscheidungsproblem manchmal lösen.

Die Hockstellung ist vom physiologischen Standpunkt aus die natürlichste für die Defäkation («Türkensitz»). Die sitzende Stellung auf den modernen Toiletten scheint nicht ideal zu sein. Um diesem Übel abzuhelfen, hocken sich manche Menschen direkt auf den Sitz; andere nähern sich der Idealposition, indem sie die Knie anheben und die Füße auf einen kleinen Hocker abstützen.

Zeichen von guter und von schlechter Darmfunktion

Häufigkeit der Ausscheidungen

Ein gut funktionierender Darm leert sich 1–2 Mal täglich. «Primitive» Völker in ihrer natürlichen Umwelt haben 2–3 Ausscheidungen täglich. Nur ein Stuhlgang in 2–3 Tagen ist ein sicheres Anzeichen für Darmträgheit. Die Ausscheidung muß nicht unbedingt zu festen Zeiten erfolgen, obwohl dies den Reflex schärfen kann.

Geschwindigkeit der Darmarbeit

Die Dauer der Darmdurchquerung ist ein wichtiger zu überprüfender Punkt. Die Abfälle sollten unseren Organismus in Form von Stuhl ungefähr 24 Std. nach Nahrungsaufnahme verlassen. Das bedeutet, daß wir jeden Tag unseren Verzehr vom Vortag ausscheiden sollen.

Man kann auch täglich auf die Toilette gehen, ohne daß die Transitzeit 24 Std. betragen muß. In der Tat sammeln sich in manchen Fällen die Materialien im Darm, und die letzteingetroffenen stoßen den Vorrat vom Vortag in die Tiefen des Verdauungskanals. Der Stuhl wird so jeden Tag entleert, doch in Wirklichkeit ist er schon 3–4 Tage alt.

Jeder kann die Transitdauer problemlos mit folgendem Test überprüfen: Mit der Mittagsmahlzeit ißt man beispielsweise eine große Portion rote Bete/Randen. Dieses Wurzelgemüse färbt den Stuhl rot. So läßt sich die Zeit zwischen dem Verzehr und der Ausscheidung feststellen. Der Test kann auch mit Spinat gemacht werden, der den Stuhl grün färbt.

Dazu ist zu bemerken, daß diese beiden Gemüse leicht abführende Wirkung haben und die Ausscheidung somit etwas beschleunigen.

Eine zu schnelle Transitzeit mit 3–4 Stuhlgängen täglich ist nicht unbedingt ein gutes Zeichen. Die Nahrung durchquert den Verdauungstrakt zu rasch, und die Nährstoffaufnahme ist schlecht.

Wenn der Transit zu langsam ist, können sich die Materialien krustenartig an den Wänden des Grimmdarms absetzen und so den inneren Durchmesser verringern. Die Schicht kann 5–7 cm stark werden und den Darm ausbuchten. Die tägliche Stuhlentleerung durch diesen verkleinerten Schlauch kann nicht als normale Ausscheidung betrachtet werden.

Farbe und Konsistenz

Der normale Stuhl ist braun, teigig und geformt. Er darf weder den After noch die Schüssel beschmutzen.

Darmgase

Bei einem gesunden Menschen gibt es sie nicht. Treten Gase häufig auf oder sind sogar alltäglich geworden (Blähungen), ist dies ein Zeichen von Gärung und Fäulnis im Verdauungstrakt. Die Transitzeit ist meistens zu langsam, und die Ausscheidungen funktionieren schlecht.

Vorstehender Bauch

Wenn der Stuhl zu lange und in zu großer Menge im Grimmdarm stagniert, kann dieser sich unter der Last der unausgeschiedenen Materialien in die Länge (Langdärmigkeit) oder Breite (Megakolon-Syndrom) ziehen. Auch eine Senkung (Ptosis) ist möglich, die z. B. beim Querkolon künstliche Anstiege provozieren kann. Das erschwert die Vorwärtsbewegung der Materialien. Der auf die Bauchwände ausgeübte Druck übersteigt in diesem Fall die Widerstandsfähigkeit der Muskeln, was zu einem runden, vorstehenden Bauch führt.

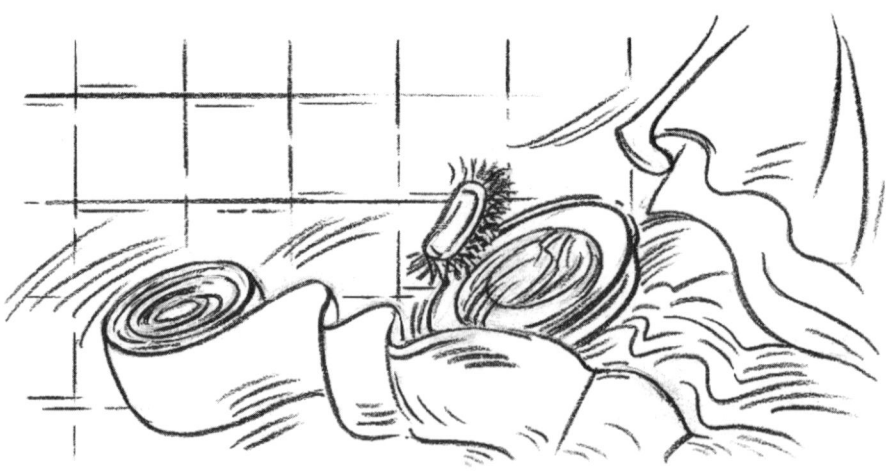

Darmentschlackungsmittel

Die Darmentschlackung soll die Därme vom gesamten Inhalt leeren, was eine große Menge sein kann, wie viele Menschen feststellen, die zum ersten Mal ein Abführmittel nehmen.

Der Inhalt besteht vielleicht nicht nur aus Fäkalien, sondern auch aus harten Krusten, alten Materialien, die sich mit der Zeit auf den Darmwänden abgesetzt haben. Wie schon erwähnt, behindern sie die Darmperistaltik und die Absorption der Nährstoffe.

Doch die Darmentschlackung soll auch:

- den Katabolismus der Toxine durch die Darmwandungen begünstigen;
- den normalen Darmdurchlauf wiederherstellen;
- dem Körper die Möglichkeit geben, die Toxine aus dem Gewebe zu vertreiben und diese Abfallstoffe durch das wiedergeöffnete Tor auszuscheiden, was eine Tiefenreinigung des Terrains zur Folge hat.

Ein Purgativ oder Abführmittel ist ein Mittel, das die Ausscheidung der sich im Darmtrakt befindenden Materialien bewirkt. Im allgemeinen wird das Abführen als ein Radikalmittel empfunden, als fast zu «revolutionär». Der rasch zum Ziel führende Vorgang, die schnelle und totale Entleerung des Stuhls, ist für dringende Fälle eine gute Lösung. Doch die Gewalt des Vorgangs hat auch Nachteile; wiederholte Abführkuren ermüden die Därme, reizen ihre Schleimdrüsen und stoßen ebenfalls einen großen Teil der Darmflora ab.

Aus diesem Grunde ist das Abführen in Verruf geraten. Es ist immer noch eine nützliche Methode, die man kennen, aber nur ausnahmsweise anwenden sollte.

Ein Laxativ ist ein leichtes Abführmittel, mild und nicht reizend. Es regt die Darmtätigkeit leicht an und kann für eine Entschlackung problemlos über Wochen angewandt werden. Außer in dringenden Fällen ist das Laxativ dem Purgativ vorzuziehen.

Man macht dem Laxativ den großen Vorwurf, daß bei regelmäßiger Anwendung eine Gewöhnung eintritt und die Därme immer fauler werden. Doch wenn man zur Gewährleistung der Darmfunktion nur die Wahl zwischen der periodischen Einnahme und keinem Abführmittel hat, ist der Gewöhnungseffekt für den Organismus weniger belastend als die bewegungslose toxische Maße, die in den Därmen gärt und fault.

Doch glücklicherweise beschränkt sich die Wahl nicht auf diese Möglichkeit, da es mehrere andere Wege zur Erziehung der Därme gibt. Zu erwähnen sind da beispielsweise die Umstellung der Ernährung sowie der Aufbau der Bauchmuskulatur, die logischsten und physiologischsten Vorgehensweisen.

Abbildung 2

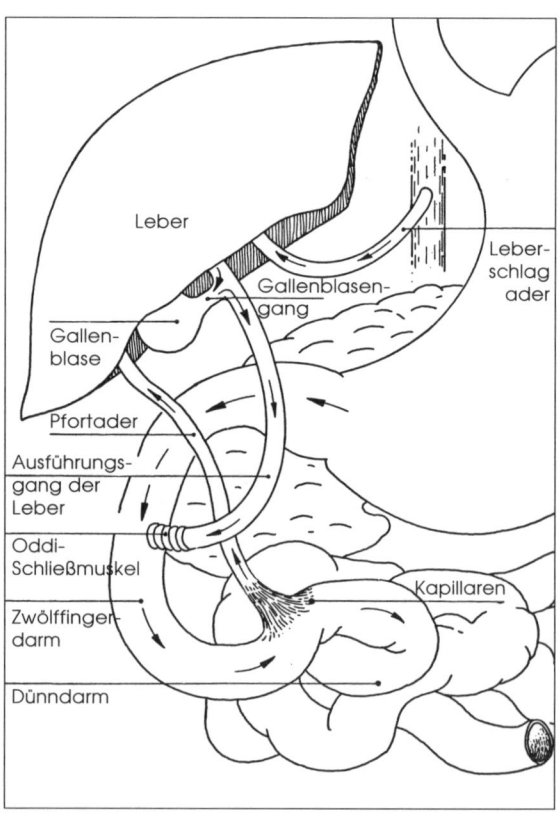

Ein gut dosiertes Laxativ macht den Stuhl weicher, ohne daß er flüssig wird, und löst 2–3 Stuhlgänge pro Tag aus. Es reizt und ermüdet nicht. Wenn die Dosis zu schwach ist und keine sichtbare Wirkung auf die Darmausscheidung zeigt, kann man die Dosis erhöhen oder ein anderes Mittel wählen. Wenn die Dosis hingegen zu hoch ist, ist der Stuhlgang flüssig, zu häufig und reizt die Därme. Damit sie sich ausruhen können, sollte die Therapie für einige Tage unterbrochen werden. Bei Wiederaufnahme verringert man die Dosis oder wählt ein milderes Entschlackungsmittel.

Je nach Dosis kann eine Pflanze oder ein Produkt laxieren oder purgieren. Man geht also schonend vor und beginnt mit kleinen Dosen, die allmählich erhöht werden. Es existieren drei übergeordnete Methoden:

Mechanische Mittel
Das sind die mildesten und darum am besten vertragenen Methoden. Sie fördern auch die Regenerierung. Man fängt immer mit diesen Entschlackungsmitteln an, bevor man zu radikaleren Mitteln greift, die den Körper mehr aus dem Gleichgewicht bringen.

– Die Menge der im Gemüse enthaltenen Zellstoffe, Weizenkleie, Leinsamen… stimuliert die Darmperistaltik auf sanfte Art.
– Der Pflanzenschleim oder die in Feigen, Pflaumen usw. enthaltenen Öle schmieren die Därme und begünstigen die Gleitbewegung der Materialien.
– Einläufe weichen den Stuhl auf und erleichtern seine Ausscheidung.

Präparate mit chemischen oder natürlichen Substanzen
Es handelt sich dabei vor allem um Wirkstoffe aus Heilpflanzen oder um rein chemische Substanzen, welche die Peristaltik anregen, indem sie auf das Nervensystem und die Glattmuskulatur der Därme einwirken.

Osmotische Mittel

Das sind alle Laxativa (Abführmittel) auf Salzbasis, das heißt, sie bestehen aus im Laboratorium aufbereiteten Mineralsalzen wie z.B. Magnesiumsalz, Natriumsulfat (Glaubersalz) usw.

Da diese Salze einen mehr oder weniger ausgeprägten Reiz auf die Därme ausüben, versucht der Organismus sie zur Abschwächung der aggressiven Wirkung in Flüssigkeit aufzulösen. Dem Gewebe wird eine große Menge Wasser entzogen, das osmotisch in die Därme geleitet wird und dort die Fäkalien verflüssigt und die Ausscheidung begünstigt.

Mechanische Entschlackungsmittel

Laxierende (abführende) Nahrungsmittel

Der regelmäßige Verzehr von Früchten und Gemüse hat einen laxativen Einfluß. Diese Nahrungsmittel stellen die große Zufuhr an Pflanzenfasern sicher, welche die Därme «fegen» und die Peristaltik anregen. Es genügt schon, die tägliche Portion Salat, Rohkost, gekochte Gemüse und Früchte zu erhöhen, um den Darmdurchlauf zu beschleunigen. Viele träge Därme sind durch dieses einfache Mittel zum Leben erweckt worden!

Alle Gemüse und Früchte sind dank ihrem großen Zellstoffanteil abführend. Hier die typischsten:

- Aubergine, rote Bete, Möhre/Karotte, Kerbel, Endivie, Kohl, Kürbis, Spinat, Lattich, Blattsalate, Löwenzahn, Porree/Lauch, Tomate, Topinambur, Rhabarber.
- Aprikose, Mandel, Kirsche, Feige, Himbeere, Johannisbeere, Melone, Brombeere, Olive, Orange, Pfirsich, Pflaume, Zwetschge.

Diese verschiedenen Früchte und Gemüse können auch für eine Kur eingesetzt werden. In der Kirschensaison kann beispielsweise eine normale Mahlzeit durch eine große Portion Kirschen ersetzt werden, oder man macht eine ein- bis zweitägige Monodiät auf Kirschenbasis.

Je größer der Verzehr an Zellstoffen, desto besser die abführende Wirkung. Allerdings darf diese Überlegung nicht zum Verzehr ohne Maß führen. Große Mengen an Zellstoffen sind leichter verdaulich, wenn sie gekocht sind. Die Früchte kann man als Kompott oder Mus und die Gemüse als Suppen zubereiten. Dicke Gemüsesuppen sind ausgezeichnete Zellstoffflieferanten. Man nennt sie auch «Zellstoffbrei». Sie wirken wie ein reinigender Besen auf die Darmkultur.

Zellstoffbrei

Er wird wie folgt zubereitet: Verschiedene Saisongemüse, vorzugsweise zellstoffreiche Sorten, und 1 bis 2 Kartoffeln in kleine Würfel schneiden. Über Dampf garen. Mit Küchenkräutern (Rosmarin, Basilikum, Petersilie, Schnittlauch, Salbei usw.) würzen. Sie dienen der Anregung der Verdauungsdrüsen und der Desinfektion des Darmtraktes. Eventuell pürieren.
Der Zellstoffbrei kann Beigabe zur normalen Mahlzeit sein oder auch über mehrere Tage als Monodiät gegessen werden.

Wichtige Bemerkung über die rohen Zellstoffe

Die rohen Zellstoffe können bei Personen, die an Magengeschwüren, Enteritis (Entzündung der Darmwand) oder Kolitis (Entzündung des Dickdarms) leiden oder die einfach einen anfälligen Verdauungskanal haben, die Därme reizen. Auch für sie ist zellstoffreiche Ernährung absolut zu befürworten, doch sollte sie in gegartem Zustand verzehrt werden.

Dörrfeigen

Dörrfeigen sind ein weitverbreitetes Abführmittel. 3 oder mehr Feigen während 12 Stunden in einem Glas Wasser einweichen. Feigen essen und den Saft trinken entweder morgens auf nüchternen Magen oder abends vor dem Schlafengehen. Milde und erfolgreich. Diese Kur kann über mehrere Monate gemacht werden.

Backpflaumen

Auch Backpflaumen stimulieren den Verdauungstrakt. 5 oder mehr Backpflaumen während 12 Stunden in einem Glas Wasser einweichen. Pflau-

men essen und den Saft entweder morgens auf nüchternen Magen oder abends vor dem Schlafengehen trinken. Diese Kur kann ohne Vorbehalt über mehrere Monate gemacht werden.

Weizenkleie

Die Kleie ist die Hülle des Weizenkorns. Sie besteht hauptsächlich aus Zellstoff, der eine abführende Wirkung hat.

Wenn die Kleie in den Darmbereich kommt, regen die harten und spröden Zellstoffteile die Peristaltik an, kratzen die Wände ab und stimulieren die dort befindlichen Nerven. Außerdem saugt der Zellstoff im Darmmilieu Feuchtigkeit auf, quillt und füllt den gesamten Leerraum des Verdauungskanals, was den Materialtransport erheblich erleichtert.

Empfehlung

Die Kleie ist besonders wirksam bei trägem Darm infolge Ballaststoffmangel. Betroffen sind mehrheitlich Personen, deren Ernährung zu wenig pflanzliche Lebensmittel enthält.

Verwendung

Über den Tag verteilt 1–5 Eßlöffel Weizenkleie essen, die in Wasser eingeweicht, unter ein Joghurt gerührt, mit Gemüse gemischt oder in die Suppe gerührt werden kann. Dosierung je nach Wirkungsgrad.

Kontraindikation

Die Sprödigkeit der Kleie kann bei an Magengeschwüren oder Entzündungen des Darms leidenden Personen den Darmtrakt irritieren. Sie ist besser verträglich, wenn sie längere Zeit im Wasser eingeweicht wird.

Leinsamen (Linum usitatissimum)

Die Wirkung des Leinsamens ist derjenigen der Kleie sehr ähnlich. Leinsamen regt durch die Zellstoffe die Darmperistaltik an. Er quillt durch den Pflanzenschleim auf. Durch den hohen Ölanteil schmiert er den Darm und begünstigt das Gleiten der Materialien. Seine Wirkung ist sanfter als die der Kleie.

Verwendung

Der Nahrung 1–2 Eßlöffel ganze oder zerquetschte Leinsamen beifügen. Man kann sie auch wie Nüsse essen. Ihr Aroma ist sehr angenehm. Manche Personen lassen die Körner vor dem Verzehr im Wasser quellen.

Flohsamen (Plantago psyllium)
Der Flohsamen ist sehr schleimreich. Bei Einweichen in Wasser quellen die Samen stark auf. So können sie den Darm gut mit Ballast füllen und die Peristaltik sanft anregen.

Empfehlung
Bei Verstopfung infolge Mangel an Ballaststoffen sehr zu empfehlen. Milde Wirkung. Der Samen wird deshalb bei überempfindlichem, entzündetem oder verkrampftem Darm empfohlen.

Verwendung
1–2 Eßlöffel Samenkörner eine halbe Stunde in einem Glas Wasser einweichen. Mit dem Wasser zusammen eine halbe Stunde vor dem Abendessen einnehmen.

Agar-Agar
Algenpulver, das mit Wasser vermischt aufquillt und ein abführendes Gelee ergibt. Bei hartem und trockenem Stuhl empfohlen. Agar-Agar hat eine milde Wirkung.

Verwendung
1–3 Teelöffel Agar-Agar mit einem Joghurt, Frucht- oder Gemüsepüree o. ä. verrühren.

Spülungen

Unter Darmspülung versteht man die Einspritzung von Flüssigkeit durch den After in den Darm. Sie soll den Stuhl verflüssigen, die Krusten an den Wänden lösen und die Ausleitung der Schlacken erleichtern. Sie dient der Entschlackung, wie sie bei Durchfall auf natürliche Art stattfindet.

Zusammen mit dem Stuhl übt die Flüssigkeit einen Druck auf den Afterschließmuskel und die Darmmuskulatur aus und stimuliert die Peristaltik und den Defäkationsreflex.

Durch das rasche Ablassen einer großen Menge von Wasser und Materialien bildet sich ein Vakuum, das die weiter oben im Darm befindlichen Teile nachsaugt.

Aus den zahlreichen Spülungsarten haben wir zwei gewählt: das Klistier und den Einlauf von 1 Liter. Beide sind einfach anzuwenden, ohne großen Aufwand durchzuführen und gefahrlos.

Klistier

Das Klistier, auch Rektaldusche genannt, ist eine kleine Spülung, bei der nur die Ampulla recti, das Endstück des Grimmdarms, mit Wasser gefüllt wird.

Zweck der Dusche ist vor allem das rasche und problemlose Füllen des Grimmdarms mit Wasser, das bei seinem Rückwurf durch den entstandenen Sog die weiter oben im Darm befindlichen Materialien mit sich zieht. Dieses abrupte Ausscheiden von Wasser und Materialien weckt den Defäkationsreflex und regt die Darmperistaltik an.

Das Wasser wird mittels einer Einlaufbirne von etwa 300 ml/3 dl Inhalt eingeführt. Sie setzt sich aus zwei Teilen zusammen: der Birne aus Gummi und dem an der Birne befestigten Plastikschlauch, den man für die Spülung durch den After einführt.

Die Entzündungsrisiken sind klein und können durch das Fetten mit Vaseline oder Olivenöl vermieden werden. Es ist darauf zu achten, daß die Birne gut gefüllt ist, damit man keine Luft in den Darm spritzt. Am besten wählt man körperwarmes Wasser.

Anwendung

Stehend wird das Wasser mittels der Birne in den After gespritzt. Ist das geschehen, zieht man den Schlauch zurück und setzt sich auf die Toilette. Man hält das Wasser nicht zurück, sondern läßt es sofort auslaufen.

Die Anwendung wird zwei- bis dreimal wiederholt. Das ausgestoßene Wasser wird immer klarer.

2–3 Klistiere täglich können problemlos morgens und abends über mehrere Wochen angewandt werden. Manche Personen setzen das Klistier ohne jeglichen Gewöhnungs- oder Abhängigkeitseffekt nach jedem natürlichen Stuhlgang zur kompletten Leerung ein. Ganz im Gegenteil: es erzieht die Därme um und zwingt sie zur Arbeit.

Sicher und rasch in der Wirkung, einfach in der Anwendung: das sind die Vorteile des Klistiers.

Einlauf

Die meisten Einläufe benötigen mehrere Liter Flüssigkeit, um den Grimmdarm ausreichend zu füllen. Die Flüssigkeit wird so lange wie möglich zurückgehalten, damit sie Zeit hat, die Materialien zu lösen.

Ein Einlauf von 1 Liter ist ratsam, weil er einfacher auszuführen ist. Mit 1 Liter füllt man nur den absteigenden Grimmdarm. Auf der Toilette kann das Wasser problemlos ausfließen.

Wenn man mehr als 1 Liter einführt, füllt das Wasser auch den Querkolon und den aufsteigenden Grimmdarm. Das bedingt präzise Körperbewegungen, damit das Wasser vom aufsteigenden Grimmdarm in den Querkolon und von da in den absteigenden Grimmdarm geleitet wird. Die Durchführung ist also schwieriger, bei schlechter Ausführung wirkungslos, unangenehm und kann zu Beschwerden führen.

Material

Ein kompletter Irrigator enthält
– einen Behälter für das Wasser
– einen langen Gummischlauch
– ein Ansatzstück mit Hahn
Man kann den Irrigator im Spezialgeschäft (Birne in Reiseausführung und 7-mm-Sonde) erwerben.

Anwendung

Der Behälter wird mit körperwarmem Wasser gefüllt. Er wird erhöht aufgestellt, damit das Wasser leichter in den Darm eindringen kann. Das Ansatzstück wird bei geschlossenem Hahn in den After eingeführt. Wenn man auf allen vieren ist, Oberkörper und Kopf nach vorn geneigt, öffnet man den Hahn. Durch tiefes Durchatmen mit dem Zwerchfell oder durch kleine Stellungsänderungen kann man den Darmeinlauf erleichtern.

Sollte der Wasserdruck zu stark oder schmerzhaft sein, schließt man für 1–2 Minuten den Hahn.

Der Einlauf läßt sich auch liegend durchführen: man legt sich auf die linke Seite, damit das Wasser nach unten in die sigmaförmige Darmschlinge auslaufen kann.

Wenn die gesamte Menge eingefüllt ist, zieht man die Kanüle heraus. Das Wasser soll etwa 5–10 Minuten im Darm bleiben, damit der Stuhl sich genügend verflüssigen kann. Danach befreit man sich auf der Toilette vom Wasser und den aus dem Darm gelösten Materialien.

Der Einlauf von 1 Liter oder mehr wird nicht mehr oder nur noch gelegentlich durchgeführt. Bei zu häufiger Anwendung ermüdet er den Darm und stört die Darmflora.

Wasser von 37 Grad ist ideal. Bei dieser Temperatur bleibt der Körper entspannt. Zu kaltes Wasser löst eine Verkrampfung der Bauchhöhle aus, und zu warmes Wasser kann zu Verbrennungen führen.

Anstelle von Wasser kann man auch einen gut filtrierten Aufguß oder eine Abkochung aus Heilpflanzen nehmen. Die Wahl der Pflanze richtet sich nach dem Zweck.

- *Zur Anregung der Peristaltik wählt man abführende Pflanzen, z.B. Faulbaumrinde, Sennesblätter.*
- *Zum Desinfizieren wählt man Pflanzen, die viel ätherische Öle enthalten, z.B. Thymian, Eukalyptus.*
- *Zur Heilung der entzündeten Schleimdrüsen des Grimmdarms nimmt man Kamille, Gemeinen Beinwell oder Eibisch.*
  Bei Anreicherung des Wassers mit Heilpflanzenextrakten wirkt der Einlauf rascher und stärker. Es gilt, die richtige Dosis zu finden.
- *Man kann der Flüssigkeit auch Olivenöl beigeben (2–3 Eßlöffel auf 1 Liter). Das Öl schmiert die Darmwandungen und begünstigt die Ausscheidung.*

Es gibt noch weitere wirksame Darmspülungstechniken, wie beispielsweise das Darmbad. Sie benötigen allerdings spezielle Hilfsmittel und die Aufsicht eines Therapeuten.

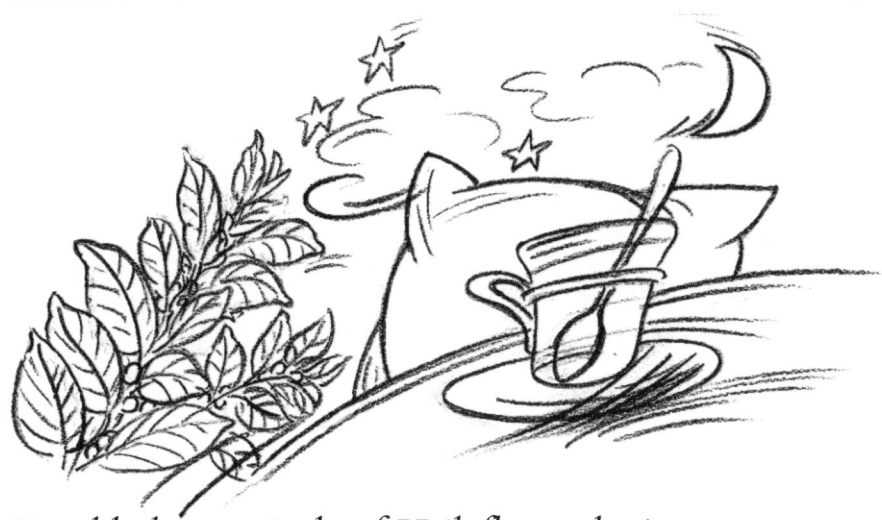

Entschlackungsmittel auf Heilpflanzenbasis

Faulbaumrinde (Frangula alnus), Rinde

Dieses ausgezeichnete Laxativ ist wegen seiner milden, nicht reizenden Wirkung sehr zu empfehlen. Es kann auch von schwangeren Frauen genommen werden, weil es die Darmperistaltik nicht steigert. Die Faulbaumrinde hat zusätzlich einen cholagogischen Effekt (gallentreibend).

– *Tabletten* *gemäß Packungsbeilage*
– *Urtinktur* *15–30 Tropfen 3mal täglich oder 1mal täglich 50 Tropfen, jeweils abends*

Cascara – Purshs Kreuzdorn (Rhamnus Purshiana), Rinde

Laxativ in geringen Dosen. In stärkeren Dosen Purgativ mit cholagogischer Wirkung.

– *Urtinktur* *25 Tropfen oder mehr in ein Glas Wasser geben, 1mal täglich, jeweils abends*

Röhrenkassia (Cassia fistula)

Mildes Laxativ, angenehm einzunehmen

– *Fruchtfleisch* *3 Scheiben oder mehr des Fruchtfleisches aus dem Innern der Röhre*
– *Abkochung* *50 g zerquetschte Röhren auf $^1/_2$ Liter Wasser, 10 Minuten kochen, 1 Tasse abends trinken*

Wasserdost

Mildes, cholagogisches Laxativ. Zu empfehlen für Genesende, ältere Menschen, Kinder.

– *Aufguß*	*20 g Blätter auf 1 Liter Wasser, 10 Minuten ziehen lassen, 2–3 Tassen täglich. Bitterer Geschmack.*
– *Abkochung*	*1 Eßlöffel der Wurzeln auf 1 Tasse Wasser, 2 Minuten kochen und 10 Minuten ziehen lassen, 1–2 Tassen täglich*

Manna

Mildes, nicht reizendes Laxativ. Der eingedickte Saft dieses Baumes wird eingenommen. Er ist angenehm im Geschmack und wird deshalb auch für Kinder empfohlen.

Manna (Tropfen)	*5–10 g für Kinder unter 15 Monaten*
	10–15 g für Kinder bis 3 Jahre
	15–20 g für Kinder von 3–5 Jahren
	20–30 g für Kinder über 5 Jahren
	50–60 g für Erwachsene

Malve, «Käslikraut» (Malva sylvestris), Kraut

Mildes, nicht reizendes Laxativ. Wird bei chronischer (atonischer oder krampfartiger) Verstopfung und bei entzündetem Verdauungstrakt empfohlen.

– *Tee*	*40 g Blätter und/oder Blüten auf 1 Liter Wasser, 10 Minuten ziehen lassen*
– *Tabletten*	*3mal täglich 1–2 Tabletten*
– *Urtinktur*	*3mal täglich 20–50 Tropfen*

Purgier-Kreuzdorn (Rhamnus cathartica), Beeren

Sehr starkes Purgativ.

– *Einnahme*	*10–20 Beeren morgens auf nüchternen Magen mit einem Glas linderndem Kräutertee, z. B. Eibischwurzel*
– *Abkochung*	*30 g Beeren auf 1 Liter Wasser, 4–5 Minuten kochen, mit Honig süßen, über den Tag verteilt trinken*
– *Urtinktur*	*25 Tropfen oder mehr, 1mal täglich, abends*

Tüpfelfarn, Engelsüß (Polypodium vulgare), Wurzel
Mildes Laxativ, das durch die Anregung der Gallensäfte wirkt.
Auch für Kinder geeignet.

– *Abkochung* *40 g auf 1 Liter Wasser, 2 Minuten kochen, 10 Minuten ziehen lassen. Für ein besseres Aroma Süßholz beigeben.*

Süßholz/Lakritzenwurzel (Glycyrrhiza glabra), Wurzel
Nebst anderen guten Eigenschaften krampflösende Wirkung auf den Verdauungskanal. Laxativ. Das leicht süßliche, sehr angenehme Aroma ist besonders hervorzuheben. Es ist aus diesem Grunde beliebt für Mischungen.

– *Aufguß* *50 g auf 1 Liter Wasser, 5 Minuten kochen, 12 Stunden ziehen lassen*
– *Tabletten* *3mal täglich 1–2 Tabletten*

Rizinus (Ricinus communis), Öl
Rizinusöl ist je nach Dosis ein Laxativ oder ein mildes Purgativ. Anders als die meisten Laxativa, wirkt es auf den Dünndarm und nicht auf den Grimmdarm. Gut verträglich. Sein unangenehmer Geschmack ist kein Nachteil mehr, da es jetzt auch in Kapseln erhältlich ist.

– *Kapseln* *die Anzahl hängt von der Kapselgröße ab*

Sennesstrauch (Cassia angustifolia), Blätter und Früchte (Schoten)
Sehr starkes Purgativ. Reizend. Es verstärkt die Peristaltik und ist deshalb für schwangere Frauen und bei Entzündungen des Verdauungstraktes nicht zu empfehlen.
Verwendete Teile: Kelchblatt (Blätter) und Früchte (Samenhülle). Die Früchte sind milder in der Wirkung.

– *Aufguß* *2–5 Teelöffel auf eine Tasse Wasser, 10 Minuten ziehen lassen*
– *Urtinktur* *25 Tropfen und mehr, 1mal täglich, jeweils abends*

Kräuterteemischungen
– *3 Tassen täglich vor den Mahlzeiten*

– *50 g Sennesfrüchte (Fructus sennae)*
   20 g Süßholz (Radix liquiritiae)   *1 Teelöffel der Mischung auf*
   15 g Fenchel (Fructus foeniculi)   *1 Tasse Wasser, 10 Minuten*
   15 g Boldoblätter (Folium boldo)   *ziehen lassen*

– *40 g Faulbaumrinde*
   (Cortex rhamni frang.)
   40 g Eschenrinde (Cortex fraxini)
   20 g Pfefferminz
   (Folium menthae pip.)
   10 g Wacholder
   (Pseudofructus juniperi)   *2 Teelöffel der Mischung auf*
   10 g Anis (Fructus anisi vulg.)   *1 Tasse Wasser, 15 Minuten*
   10 g Brennessel (Urtica dioeca)   *ziehen lassen*

– *20 g Ackerstiefmütterchen*
   (Herba violae tricoloris)
   5 g Wasserdost (Herba eupatoriae)
   10 g Löwenzahnwurzeln
   (Radix taraxaci)
   10 g Löwenzahnblätter
   (Folium taraxaci)
   30 g Holunderblätter   *2 Teelöffel der Mischung auf*
   (Folium sambuci)   *1 Tasse Wasser, 10 Minuten*
   20 g Süßholz (Radix liquiritiae)   *ziehen lassen*

Weitere Informationen zu den Heilpflanzen und ihre Verwendung im Anhang 1.

Ausscheidungsmittel mit osmotischer Wirkung

Obwohl diese Mittel weniger natürlich als Pflanzen sind, werden Laxativa und Purgativa auf Salzbasis manchmal besser vertragen und sind wirkungsvoller. Sie werden nur gelegentlich und über kurze Zeitspannen angewandt. Man sollte dazu genügend trinken und harntreibenden Kräutertee zur Ausschwemmung der Salze nehmen.

Glaubersalz
Laxativ mit guter reinigender Wirkung. Löst angetrocknete und verklebte Materialien an den Darmwänden.
– *1–2 Eßlöffel Pulver in warmem Wasser auflösen, morgens nach dem Aufstehen während 8 Tagen trinken*

Thiosulfat
– *Tabletten, $1/2$ Stunde vor den Hauptmahlzeiten*

Chlormangan
– *1–2 Teelöffel mit Wasser einnehmen, abends vor dem Schlafengehen*

Chlormagnesium
– *20 g in 1 Liter Wasser auflösen; jeden Tag 2–3 Eßlöffel oder mehr davon nehmen*

Chlormagnesium ist auch bekannt für seine widerstandskräftigende Wirkung auf den Organismus bei Infektionskrankheiten: in diesem Falle nimmt man jede Stunde 2 Teelöffel.

«Purgativ Bertholet»
In seinem Buch über das Fasten stellt Dr. Bertholet aus Lausanne dieses wirksame und gut verträgliche Purgativ vor
– *40–55 g Magnesiumsalz und*
– *10–15 g Glaubersalz, in $1/2$ Liter warmem Wasser auflösen und innert 30 Minuten trinken. Wirkt einige Stunden danach.*

Andere natürliche Ausscheidungsmittel

Willkürliches Erbrechen

Dabei handelt es sich eigentlich nicht um eine richtige Ent-schlackungsmethode, doch kann die Kenntnis des Vorgehens hilfreich sein. Durch willkürliches Erbrechen kann der Magen rasch geleert werden, beispielsweise bei einer Magenverstimmung, Unverträglichkeit oder Mißbrauch von Nahrung. Die Nahrung muß nicht den ganzen Verdauungstrakt durchlaufen, um ausgeschieden zu werden.

Vorgehen:
- *sich auf die Fersen hocken, um den Magenausgang zu blockieren*
- *innert weniger Minuten ¼ Liter lauwarmes Wasser trinken*
- *sich erheben und einige Seitenbeugungen machen, damit sich das Wasser gut mit dem Mageninhalt mischt*
- *sich über die Toilette beugen und den Finger in den Hals stecken*
- *sich entspannen und der Natur ihren Lauf lassen*
- *das Erbrechen ist nur schmerzhaft, wenn man sich verkrampft*
- *wenn nötig, das Ganze wiederholen*

Fußreflexzonen-Massage

Siehe Anhang 2.

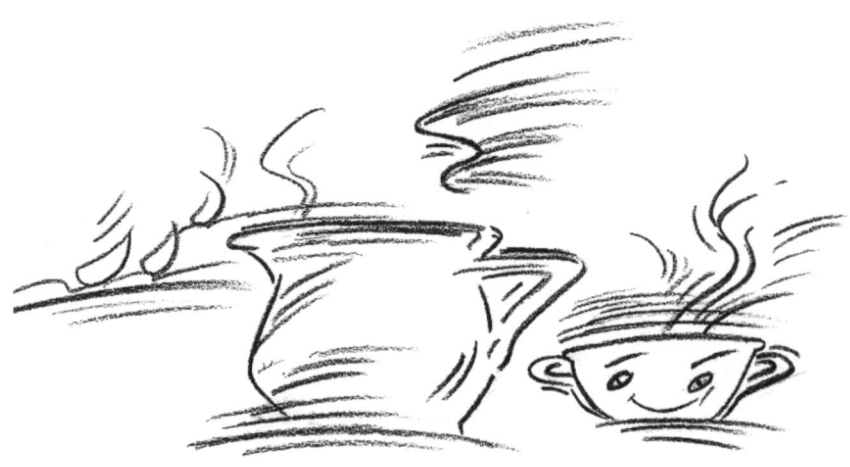

Leber und Galle

Zwischen Leber und Galle besteht eine enge Beziehung. Die Nährstoffe gelangen vom Darmtrakt durch die Pfortader in die Leber; leider nehmen die Abfallstoffe den gleichen Weg. Im Gegenzug gibt die Leber die Gallensäfte an die Därme ab.

Alle Beschwerden der Leber und der Gallenblase wirken sich auf die Därme aus und umgekehrt.

Die Leber

Die Leber ist die größte Nebendrüse des Verdauungskanals. Sie hat zahlreiche Aufgaben im Zusammenhang mit dem Verdauungssystem, doch sie ist ebenfalls ein lebenswichtiges Organ im Organismus allgemein. Sie hat ihren Sitz rechts im oberen Teil der Bauchhöhle unter dem Zwerchfell. Die Leber wird fast gänzlich vom Brustkorb abgedeckt, so daß man nur ein kleines Stück von ihr ertasten kann.

Sie besteht aus zwei Lappen und ist von beträchtlichem Volumen, ist sie doch 28 cm lang, 16 cm breit und 8 cm hoch. Bei Verstorbenen wiegt sie noch 1,5 kg; ihr Lebendgewicht, wenn sie mit Blut vollgepumpt ist, beträgt wahrscheinlich 2,5 kg.

Die Leberdrüse wird von zwei Gefäßen durchblutet. Das erste, die Leberschlagader, führt der Leber von der Aorta her sauerstoffreiches Blut zu. Sauerstoff ist für die Funktionstüchtigkeit der Leber – wie für alle anderen Organe – lebensnotwendig. Beim zweiten Gefäß handelt es sich um die Pfortader, die mit Nährstoffen aus dem Speisebrei in den Därmen angereichertes Blut zur Leber transportiert (Abb. Nr. 2, Seite 48).

Die Leberarterie und die Pfortader verzweigen sich beim Lebereingang in eine Unmenge Kapillaren, die sich zwischen den Leberzellen durchdrängen. Das Blut kann so die Leberzellen versorgen, welche ihm die Nährstoffe entziehen und es von den

Abfallstoffen reinigen. Jede einzelne Leberzelle funktioniert wie ein Filter zur Reinigung des Blutes von Abfallstoffen.

Das gefilterte, gereinigte und mit Nährstoffen angereicherte Blut verteilt sich in den Kapillaren und fließt durch die Lebervenen in den allgemeinen Kreislauf.

1 Liter Blut wird pro Minute in die Leber befördert. Diese Menge sichert die normale Funktion der Leber. Wenn sich die Blutzirkulation durch Bewegungsmangel oder die Verdickung durch Abfallstoffe verlangsamt, verringert sich die Fördermenge. Der Einlaufdruck des Blutes ist in diesem Falle für eine optimale Filtrierung ungenügend. Es kommt zur Leberstauung, und das ungereinigte Blut gelangt auf Nebengleisen in den Kreislauf. Das ist der Anfang der humoralen Verschmutzung.

Die Leber hat viele Aufgaben digestiver, hormoneller und anderer Art, aber wir wollen bei der Sache bleiben und zählen nur ihre Funktionen im Zusammenhang mit der Blutreinigung auf:

- *Die Leber tötet Mikroben und Viren und neutralisiert ihre Toxine.*

- *Die Leber setzt alle mit der Nahrung aufgenommenen toxischen Bestandteile (Lebensmittelzusätze, synthetische Vitamine, gefährliche Mineralien, giftige Medikamente usw.) außer Gefecht und scheidet sie aus.*

- *Die Leber entzieht dem Blut die Abfälle und Überreste aus dem Stoffwechsel der Zellen: tote Zellen, verbrauchte Mineralien, Verbrennungsrückstände, Cholesterin usw.*

- *Die Leber scheidet die bei Gärung und Fäulnis im Darm auftretenden Abfallstoffe aus.*

Die Temperatur der Leber beträgt 39–41 Grad. Ist der große Arbeitsanfall der Grund für ihre gegenüber der sonstigen Körperwärme erhöhte Temperatur, oder ist sie für dieses Pensum geschaffen? Wie immer die Antwort auch lautet: man hat in der Praxis festgestellt, daß jede externe oder interne Wärmelieferung der Leber förderlich ist und ihre Arbeit erleichtert.

Galle

Eine der Leberfunktionen ist die ständige Absonderung von Gallensäften, die von den Gallengängen aufgenommen werden.

Jeder Leberlappen wird von einem Kanälchensystem, den Gallenkapillaren, durchzogen, das die von den Zellen abgesonderte Galle aufnimmt und schließlich den zwei Stämmen zuführt, dem rechten und dem linken Leberkanal, von denen jeder die entsprechende Leberseite entschlackt. Diese beiden Kanäle laufen zusammen und bilden den Lebergang. Die Gallenblase ist ein Speicher, in dem die Galle sich zwischen den Mahlzeiten sammelt. Sie ist durch den Gallenblasengang mit den Gallenwegen verbunden. Der Gallenblasengang und der Lebergang verbinden sich zu einem einzigen Kanal, dem Ausführungsgang der Leber (ductus choledocus), der sich zum Zwölffingerdarm öffnet und dadurch die ständige Ausscheidung toxischer Substanzen durch den Darm ermöglicht. Die Einmündung des Ausführungsgangs der Leber ist eine von einem Muskel, dem Sphinkter Oddi, umschlossene Öffnung, dessen Schließung den Rückfluß der Galle in die Gallenblase bewirkt.

Wenn die Nahrung in den Zwölffingerdarm gelangt, entleert sich die Gallenblase durch einen Kontraktionsreflex und das Öffnen des Oddi-Sphinkters. Es handelt sich um einen Vorgang, der nur stattfindet, wenn die Gallenblase kräftig genug ist.

Der Austritt der Gallenflüssigkeit ist schlecht, wenn

- *die Leber, oftmals infolge von Ermüdungserscheinungen durch Übererrnährung, verlangsamt arbeitet;*
- *das Gallensekret zu dick und mit Abfallstoffen belastet ist;*
- *die Gallenblase ihre tonischen Eigenschaften verloren hat;*
- *der Sphinkter Oddi krampfartige Reflexe aufweist (Streß).*

Die Galle verbleibt also zu lange in der Gallenblase. Die darin befindlichen Abfallstoffe formen sich zu kleinen Steinchen (Grieß), die mit der Zeit so groß wie Walnüsse/Baumnüsse werden können.

65

Solange diese Steinchen klein sind, werden sie durch die Gallenblase und den Ausführungsgang der Leber ausgeschieden. Es kommt jedoch vor, daß ein Stein in einem der Kanäle steckenbleibt; das führt dann zu einer sehr schmerzhaften Entzündung, die entsprechend behandelt werden muß.

Sind die Steine zu groß, um ausgeschieden zu werden, bleiben sie in der Galle liegen und werden mit der Zeit immer größer. Durch das Gewicht der Steine verliert die Gallenblase an Elastizität; sie fällt ein und senkt sich (Ptosis). Der Auslauf der Gallenflüssigkeit wird stark gestört.

Wenn die Beschwerden zu stark werden, wird die Galle operativ entfernt. Viele Menschen fragen sich, wie die Gallenflüssigkeit ohne Gallenblase ausgeschieden werden kann. Was bleibt, ist der Ausführungsgang der Leber, der die Brücke zwischen der Leber und dem Zwölffingerdarm bildet. Allerdings kann durch die ständige Absonderung keine Galle mehr für den Mehrbedarf zur Verdauung der Mahlzeiten gespeichert werden. Für eine gute Verdauung ist in diesem Falle die Umstellung der Ernährung zwingend.

Wenn die Galle zu lange in der Leber und der Gallenblase verbleibt, kommt es zu einer gelblichen Verfärbung der Haut. Gelbliche Augen sind ein weiteres typisches Anzeichen für eine Leberstauung.

Die wichtigste Aufgabe der Galle ist der Abbau der Fette. Auf den Darm wirkt sie antitoxisch und regt die Peristaltik an. Manche Stauungen sind auf einen Mangel an Galle zurückzuführen und können durch die Stimulierung der Gallenblase im Leberbereich geheilt werden.

Anzeichen für gute oder schlechte Leber-Gallen-Funktion

Wenn beide Organe gut funktionieren, spürt man ihre Arbeit nicht, und die Verdauung ist problemlos.

Beschwerden im Leber-Gallen-Bereich zeigen sich anhand folgender Symptome:

- *allgemeine Verdauungsstörungen*
- *Unverträglichkeit gewisser Nahrungsmittel, vor allem Fette (fette Speisen, Eier, Sahne/Rahm usw.)*
- *Übelkeit, Schwindel*
- *Migräne nach den Mahlzeiten*
- *teigiger Mund, weißbelegte Zunge*
- *aufgedunsener Bauch, Ansammlung von Gasen nach dem Essen*
- *Völlegefühl, Schmerzen, Stechen in der Lebergegend*
- *gelblicher Teint*

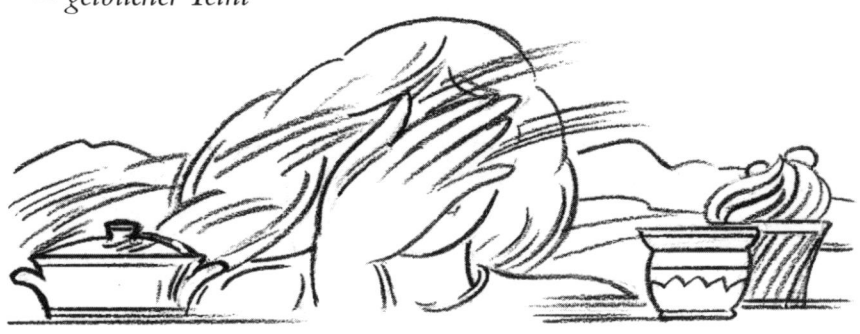

Entschlackungsmittel für Leber und Gallenblase

Neben den unten aufgeführten Früchten und Gemüsen werden vor allem Heilpflanzen als Entschlackungsmittel eingesetzt (siehe auch Anhang 1).

Man unterscheidet zwischen:

- hepatischen (leberanregenden) oder choleretischen (gallensekretionsfördernden) Pflanzen, die aufgrund einer Steigerung der Gallenabsonderung durch die Leberzellen hauptsächlich die Lebertätigkeit beeinflussen, und
- cholagogischen (gallentreibenden) Pflanzen, die durch ihre Wirkung das Zusammenziehen und Entleeren der Galle in den Verdauungskanal fördern.

Nur selten ist eine Pflanze nur choleretisch oder cholagogisch. Die Unterscheidung ist jedoch wichtig, um die Entschlackungsmittel besser auf den Einzelfall abstimmen zu können.

Die Stimulierung der Leber und der Gallenblase durch Pflanzen kann verschiedene Reaktionen hervorrufen: Brechreiz und Stechen in der Gallenblase, Beschleunigung des Darmdurchlaufs. Das letzte Symptom gilt auch als Maßstab für die Dosierung der Pflanzen. Wenn die Dosis zu schwach ist, stellt man keine Veränderung fest. Wenn die Dosis zu stark ist, durchläuft die Nahrung den Verdauungstrakt so schnell, daß der Stuhl durchfallartig ausgeschieden wird. Die richtige Dosis liegt wenig darunter. Sie muß individuell durch ständiges Probieren herausgefunden werden.

Die Entschlackung soll die Gallenblase und die Leber von den angesammelten Schlacken befreien, damit die Leber wieder die mit dem Blut angelieferten Abfallstoffe ausfiltern kann.

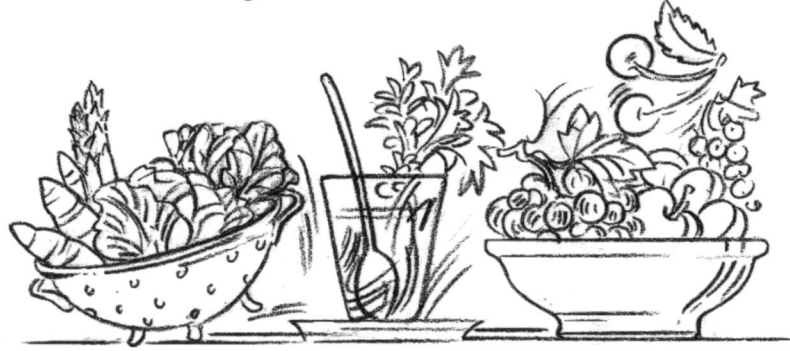

Früchte und Gemüse

Gewisse Früchte und Gemüse fördern die Filterfunktion der Leber und die Ausscheidung der Galle:

- Ananas, Apfel, Erdbeere, Heidelbeere, Kirsche, Orange, Grapefruits, Pflaume, schwarze Johannisbeere, Stachelbeere, Weintraube
- Aubergine, Avocado, grüne Bohne, Lattich, Kartoffel, Kohl, Kresse, Möhre/Karotte, Rhabarber, Sellerie, Spargel, Tomate, Wegerich.

Artischocke

Sie wirkt choleretisch und gilt als klassischer Aperitif. Verdauungsfördernd und hilfreich im Kampf gegen Cholesterin. Ebenfalls harntreibend. Außer als Gemüse kann sie wie folgt verwendet werden:

– *Saft*   *3mal täglich 2 Teelöffel mit wenig Wasser*
– *Tabletten*   *3mal täglich 1–2 Tabletten*
– *Aufguß*   *10 g Blätter auf 1 Liter Wasser, 10 Minuten ziehen lassen. Am besten vor den Mahlzeiten trinken, da sehr bitterer Geschmack.*
– *Urtinktur*   *3mal täglich 20–30 Tropfen*

Schwarzer Rettich

Bei allen Leberinsuffizienzen, zur Anregung der Gallenblase und Ausscheidung von Gallensteinen

– *gerieben*   *im Rohkostteller*
– *Saft*   *3mal täglich 2 Teelöffel mit wenig Wasser*
– *Tabletten*   *3mal täglich 1–2 Tabletten (oder Kapseln)*
– *Urtinktur*   *1 Teelöffel morgens auf nüchternen Magen, sich danach 30 Minuten auf die rechte Seite legen*

Löwenzahn

Zarte Löwenzahnblätter sind beliebt für Salate. Er besitzt ausgezeichnete entschlackende Eigenschaften für Leber, Gallenblase und Nieren. Seine Verwendung wird im Kapitel über Nierenentschlackungsmittel beschrieben.

Olivenbaum

Die Oliven und das Olivenöl sind ausgezeichnete Entschlackungsmittel für Leber und Gallenblase. Die Blätter haben dieselben Eigenschaften, sind aber außerdem auch blutdrucksenkend und harntreibend.

– *Aufguß*   *30–80 g Blätter auf 1 Liter Wasser, 10 Minuten ziehen lassen*
– *Tabletten*   *3mal täglich 1–2 Tabletten*
– *Glycerolauszug* *3mal täglich 40 Tropfen*

69

Olivenkur

Für eine Kur darf nur kaltgepreßtes, biologisches Olivenöl extra vergine verwendet werden. Die cholagogischen und choleretischen Eigenschaften des Olivenbaums sind im Öl besonders ausgeprägt. Als Fettstoff regt es die Gallenblasenfunktion an.

Zwei Kurmethoden sind möglich:

- *Während 10–15 Tagen jeden Morgen auf nüchternen Magen 1–2 Eßlöffel Olivenöl einnehmen. Die Kur muß mehrmals jährlich wiederholt werden.*
- *Am Abend vor der Kur fasten. Am nächsten Morgen nüchtern ein ein halbes bis ein ganzes Glas Olivenöl (100–200 ml/1–2 dl) schluckweise trinken. Sich auf die rechte Seite legen, Rippen und Becken mit zwei Kissen stützen, damit die Schulter tiefer als die Hüfte liegt. Nach einer halben Stunde befindet sich das Öl im Bereich des Zwölffingerdarms und gelangt in den Ausführungsgang der Leber und die Gallenblase. Diese werden geschmiert und durch den Fettkontakt stimuliert. Häufigkeit: 1mal monatlich oder an 3 Tagen nacheinander.*

Die Wirkung dieser Kur ist ausgezeichnet, entschlackt sie doch die geschwollene Gallenblase optimal. Empfohlen werden kann sie allerdings nur Wagemutigen, wird doch die Gallenblase stark beansprucht. Das eingenommene Öl regt die Verdauungstätigkeit extrem an. Mit etwas Zitronensaft vermischt, ist das Öl leichter verdaulich. Wichtig: Nur für Personen mit genügend Blut und guter Verdauung geeignet. Mageren und nervösen Personen ist davon abzuraten.

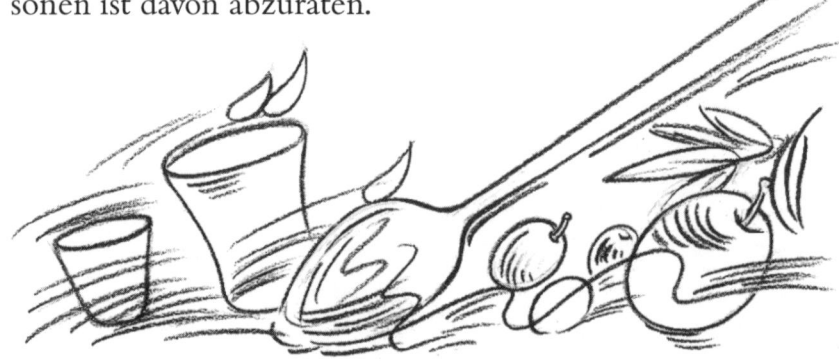

Die Heilpflanzen

Rosmarin (Rosmarinus officinalis), Blätter

Obwohl die nadelförmigem Rosmarinblätter in der Küche verwendet werden, ist Rosmarin eine Heilpflanze. Er hat ausgeprägte galleanregende und galletreibende Eigenschaften. Zudem ist er ein Stimulans allgemeiner Natur.

- Würzmittel *«Nadeln» zum Aromatisieren von Speisen*
- Saft *3mal täglich 1–2 Teelöffel*
- Aufguß *1 Teelöffel «Nadeln» auf 1 Tasse Wasser, 15 Minuten ziehen lassen*
- Tabletten *3mal täglich 1–2 Tabletten*
- Glyzerin-
  mazerat *3mal täglich 10–50 Tropfen*

Boldo (Peumus boldus), Blätter

Die Blätter dieses chilenischen Baumes sind gallensekretionsfördernd.

- Aufguß *1 Teelöffel auf eine Tasse Wasser, 10 Minuten ziehen lassen*
- Urtinktur *3mal täglich 30–50 Tropfen*

Tausendgüldenkraut (Erythraea centaurium), Kraut

Pflanze mit Bitterstoffen, Freundin des Verdauungstraktes und der Leber im besonderen.

- Aufguß *1 Teelöffel auf 1 Tasse Wasser, 10 Min. ziehen lassen*

Gemeine Wegwarte, Wilde Zichorie (Cichorium intybus), Blätter und Wurzel

Pflanze mit Bitterstoffen. Viele Tugenden: blutreinigend, galleanregend, galletreibend, harntreibend und leicht abführend. Die getrockneten und gerösteten Wurzeln werden zum «Strekken» von Kaffee verwendet.

- Aufguß *30 g Blätter auf 1 Liter Wasser, 10 Minuten ziehen lassen*
- Abkochung *20 g Wurzeln in 1 Liter Wasser 5 Minuten kochen, 10 Minuten ziehen lassen*

Wasserdost (Eupatorium cannabium), Kraut
Bitteres, abführendes Cholagogum.

Verwendung: siehe Kapitel über Darmentschlackungsmittel

Kurkuma, Gelbwurz (Curcuma longa), Wurzel
Wird in Currymischungen verwendet. Stark galleanregend und galletreibend.
- *Kapseln*   *3mal täglich 1–2 Kapseln*

Bitter- oder Fieberklee (Menyanthes trifolia), Blätter
Wirkungsvolle Pflanze für die Entschlackung der Leber und der Gallenblase. In starker Dosis wirkt sie purgativ.

- *Tabletten*   *3mal täglich 1–2 Tabletten, vor den Mahlzeiten*

Solidago oder Goldrute (Solidago virga-aurea), Kraut
Gutes Leber-Gallenblasen-Entschlackungsmittel. Fördert die Ausscheidung der Abfallstoffe ganz allgemein.
- *Abkochung*   *40 g in 1 Liter Wasser 2 Minuten kochen, 10 Minuten ziehen lassen*
- *Urtinktur*   *3mal täglich 30 Tropfen*

Pfefferminze (Mentha piperita), Blätter
Regt sämtliche Verdauungsdrüsen an. Ihre krampflösende Wirkung fördert die Verdauung bei nervösen Spannungen.
- *Aufguß*   *1–2 Teelöffel Blätter auf 1 Tasse Wasser, 10 Minuten ziehen lassen*
- *Urtinktur*   *3mal täglich 30–50 Tropfen*

Gemischte Kräutertees
3 Tassen täglich, vor den Mahlzeiten

- 10 g Faulbaumrinde
  (Cortex rhamni frang.)
  20 g Löwenzahnwurzel
  (Radix taraxaci)
  20 g Boldo (Folium boldo)
  40 g Pfefferminze   1 Eßlöffel auf 1 Tasse Wasser,
  (Folium menthae pip.)   10 Minuten ziehen lassen

– 20 g Rosmarin
  (Folium rosmarini)
  10 g Artischockenblätter
  10 g Tausendgüldenkraut
  (Herba centauri)
  20 g Ringelblume
  (Flos calendulae)
  10 g Fenchel   1 Eßlöffel auf 1 Tasse Wasser,
  (Fructus foeniculi)   15 Minuten ziehen lassen

– 20 g Gemeine Wegwarte
  (Herba cichorii)
  10 g Wasserdost
  (Herba eupatoriae)
  30 g Süßholz
  (Radix liquiritiae)
  20 g Majoran   1 Eßlöffel auf 1 Tasse Wasser,
  (Herba majoranae)   10 Minuten ziehen lassen

Weitere natürliche Entschlackungsmittel

Bett- oder Wärmflasche

Wie schon erwähnt, ist die Leber ein Organ, das bei 39–41 Grad arbeitet. Kälte lähmt ihre Aktivität, da dadurch der Blutkreislauf in den Leberkapillaren verlangsamt wird. Blutfiltration und Galleausscheidung sind reduziert.

Wird die Leber mit einer «gut heißen» Bettflasche gewärmt, funktioniert sie nicht nur normal, sondern steigert ihre Leistung. Deshalb ist das regelmäßige Auflegen einer Bettflasche ein ausgezeichnetes Entschlackungsmittel. Sie wird nach den Mahlzeiten während 30 Minuten auf die rechte Körperseite in Höhe der Leber aufgelegt.

Fußreflexzonenmassage

Siehe Anhang 2.

Nieren

Das mit Schlackenstoffen belastete Blut wird durch die Nierenarterien den Nieren zugeführt, dort gereinigt und gelangt über die Nierenvenen in die untere Hohlvene. Die herausfiltrierten Abfallstoffe werden in Wasser aufgelöst und in Form von Urin ausgeschieden. Dieser wird im Nierenbecken gesammelt und durch die Harnleiter in die Harnblase geleitet. Die Harnblase ist der Urinspeicher, der sich durch die Sphinkterfunktion entlang der Harnröhre (Abb. 3, S. 77) entleert.

Die Nieren liegen beiderseitig der Wirbelsäule auf der Höhe der letzten Rücken- und der oberen Lendenwirbel. In der Zwerchfellwölbung werden sie fast gänzlich von den Rippen geschützt. Sie haben die Form eines abgeplatteten Bohnenkerns. Jede Niere wiegt ungefähr 150 g, ist 12 cm lang, 6 cm breit und 3 cm hoch.

Die Funktionseinheit der Nieren besteht aus Nephronen, diese wiederum aus dem Glomerulum (Haargefäßknäuel) und den Kanälchen. Jede Niere zählt etwa 1 Million solcher Haargefäßknäuel und 10 km Kanälchen. Das Glomerulum ist der blutreinigende Filter. Das Kanälchen ist die Röhre oder die Leitung, durch welche das Filtrat, d. h. die Urintropfen aus dem Filter zur Sammlung in die Becken laufen (Abb. 4, S. 77).

Die Filtration des Bluts in den Nephronen geht so vor sich: Das Blut gelangt durch zwei in den Spitz verlaufende große Blutgefäße, die sich im Glomerulum zu einem Netz von Kapillaren verästeln, zu den Nieren. Die Wände der Kapillaren besitzen extrem feine Poren, die wie ein Filter wirken. Die Filtration selbst erfolgt aufgrund des Druckunterschieds auf der Kapillarenwand. Das Wasser und die Moleküle durchqueren diese Wände und dringen in die Kanälchen ein.

Der Urin ist das aus der Blutreinigung der Nieren entstandene Produkt. Er enthält ungefähr 95 % Wasser. Der Rest setzt sich aus organischen Schlacken (Harnstoff, Harnsäure), anorgani-

74

schen Substanzen (verschiedene Mineralsalze, u.a. NaCl) und Pigmenten zusammen. Die diversen Abfallstoffe müssen täglich in bestimmten Minimalmengen ausgeschieden werden. Folgende sechs Faktoren gewährleisten eine gute Blutreinigung durch die Nieren:

Qualität der Filtrationsmembran
Wenn sie wegen der Schlacken entzündet ist, erfüllt sie ihren Auftrag schlecht.

Menge der Schlacken im Blut
Wenn die Menge die Leistungsfähigkeit des Filters übersteigt, werden die Schlacken nicht herausfiltriert und bleiben im Blut oder verstopfen durch ihre Ansammlung den Nierenfilter.

Art der Schlacken
Es kann sich dabei – heutzutage immer häufiger – um chemische oder synthetische Substanzen handeln, die im biologischen Kreislauf nicht vorgesehen sind und die von den Nieren nicht ausreichend filtriert werden können. Weil dabei der Filter kleinste Verletzungen erleidet oder sich verstopft, hat das eine verminderte Ausscheidung der Toxine zur Folge.

Blutdruck
Die Filterqualität hängt vom Druck ab, mit dem das Blut den Nierenfilter passiert. Ist der Druck normal, ist die Qualität gut. Wenn eine Person jedoch unter zu tiefem Blutdruck leidet, ist der Druck für eine gründliche Filtration nicht vorhanden.

Blut-Durchfluß
Er steht in engem Zusammenhang mit dem Blutdruck und beeinflußt ebenfalls die Filtration. Der Durchfluß ist die Menge Blut (in Litern ausgedrückt), die in einer bestimmmten Zeit durch die Nieren fließt. Je größer die Menge, desto reiner das Blut.

Zwei Faktoren sind wichtig: die Blutmenge und die Strömungsgeschwindigkeit.

Blutmenge

*Sie beträgt etwa 8% des Körpergewichts, also 5–6 Liter, und soll, von
kleinen Abweichungen durch Flüssigkeitsaufnahme abgesehen, konstant bleiben. Um denselben Pegel zu halten, müssen die Nieren mehr
Urin ausscheiden, was der Entschlackung dient.*

*Eine Person, die durch starkes Schwitzen oder Durchfall viel Flüssig-
keit verliert, uriniert weniger. Jemand, der viel trinkt, uriniert mehr.*

*Wenn die Flüssigkeitsaufnahme unzureichend ist, wird die Nieren-
funktion ungenügend angeregt, und die kleine Menge an vorhandener
Flüssigkeit ist ein ungenügendes Transportmittel zur Ausschwemmung
der Toxine. Seltene und konzentrierte Urine sind die Folge, und der
Rückhalt begünstigt die Bildung von Nierensteinen.*

Strömungsgeschwindigkeit

*Bei physischer Belastung steigt die Strömungsgeschwindigkeit, der
Blutdruck erhöht sich und erleichtert die Reinigung. Deshalb ist Bewegungsmangel doppelt schädlich für die Nierenfiltration, weil nicht nur
der Blutdruck gesenkt wird, sondern die Abfallstoffe auch schlecht fer-
mentieren: sie sind groß und schwer abzubauen.*

Temperatur

*Wie die Leber, scheinen auch die Nieren für ihre Funktionstüchtigkeit
Temperaturen um 40 Grad zu benötigen. Das erklärt, warum ein warmes Bad den Drang zum Urinieren auslösen kann. Tiefen Temperaturen ausgesetzte Nieren arbeiten schlechter.*

Anzeichen für eine gute oder schlechte Nierenfunktion

Abgesehen von den im Laboratorium erstellten Analysen, kann
man sich mit einigen einfachen Mitteln selbst Gewißheit über
den Zustand seiner Nieren verschaffen.

Wenn die Nieren gut funktionieren, scheiden sie in 24 Stunden
ungefähr 1,2 bis 1,5 l Urin aus. Da der Harndrang sich einstellt,

wenn die Blase etwa 300 ml/3 dl Flüssigkeit enthält, sind fünf Diuresen (Harnbildung und Harnausscheidung) täglich normal.

Die Häufigkeit der Miktionen (Harnentleerung) ist leicht kontrollierbar. Man mißt bei jeder Entleerung die Harnmenge und addiert nach 24 Stunden. Für einen aussagekräftigen Wert setzt man die Messung während mehrerer aufeinanderfolgender Tage fort.

Abbildung 3

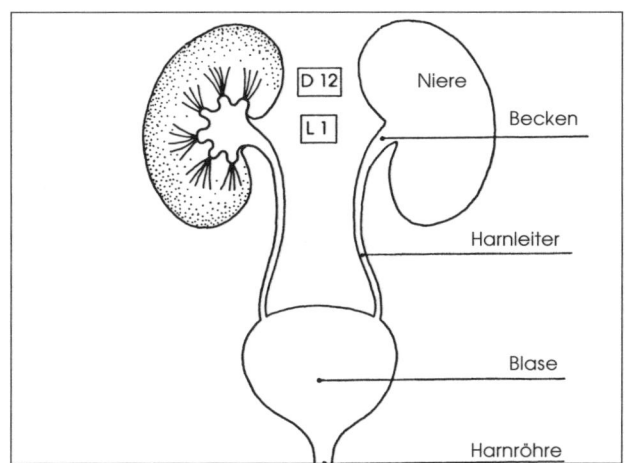

Abbildung 4

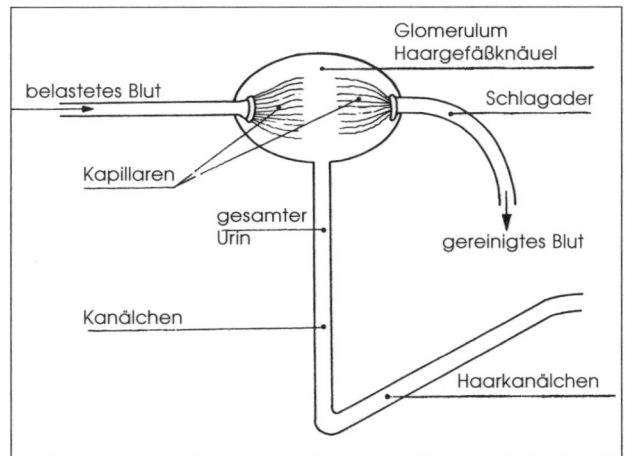

Der Urin ist normalerweise zitronengelb. Wenn er farblos oder wenig gefärbt ist, bedeutet das oft, daß er nicht genug Schlacken ausführt. Bei Personen, die im Laufe des Tages viel trinken, ist das normal: die große Flüssigkeitsmenge verwässert den Urin.

Der Urin hat einen spezifischen Geruch, der bei träger Nierentätigkeit fehlen kann.

Die Nieren können auch aufgrund eines lebenswichtigen Abwehrmechanismus größere Mengen als normal ausscheiden. Dann sind die Urine ausgiebig, schlammig, sehr dunkel und riechen stark. Beim Harnlassen können Brennen und Schmerzen entstehen. Diese übermäßigen Miktionen sind an sich nicht schlimm, wenn die Ursache eruiert und beseitigt werden kann, bevor der Nierenfilter Schaden nimmt.

Der Test mit Methylenblau gibt über die «Betriebszuverlässigkeit» der Nieren Auskunft. Man schluckt eine Pille Methylenblau oder eine Messerspitze Pulver. Diese harmlose Substanz färbt die Urine blau. Wenn die Nieren gut und regelmäßig arbeiten, werden die zuerst blauen Urine im Laufe der Miktionen immer heller. Ist die Funktion hingegen schlecht, wird der Farbstoff nicht fortlaufend ausgeschieden. Dunkelblaue Urine wechseln mit gelben oder hellblauen. Bei ganz schlecht arbeitenden Nieren sind die Urine nur ganz wenig blaugefärbt.

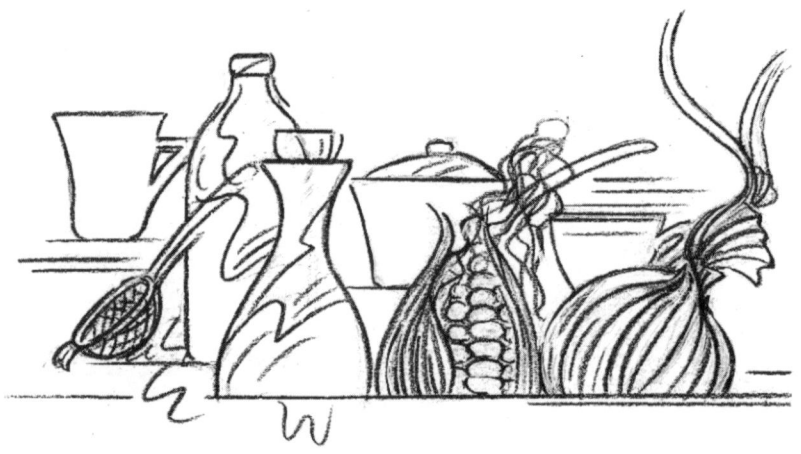

Nierenentschlackungsmittel

Alle die Filtration und Ausscheidung anregenden Entschlakkungsmittel sind harntreibend. Zahlreiche Heilpflanzen besitzen eine harntreibende (diuretische) Wirkung. Das Angebot ist groß genug, damit jeder die ihm passende Pflanze findet.

Der Wirkungsgrad eines Diuretikums läßt sich an folgenden Merkmalen feststellen:

– Die ausgeschiedene Urinmenge ist wesentlich höher als die Flüssigkeitsaufnahme und die normale Urinmenge.
– Die Miktionen häufen sich.
– Die Urine sind farbintensiver und dunkler, weil sie mehr Schlacken ausschwemmen.
– Der Geruch kann zunehmen.

Es gibt zwei Arten Diuretika:

Chemische Diuretika

Chemische Diuretika (Quecksilberderivate usw.) sind zu vermeiden. Sie schädigen die Nieren, und ihre der Physiologie zuwiderlaufende Wirkung ist an der Grenze des Giftigen. Gewiß, sie ermöglichen starke Wasserausscheidungen, aber sie waschen auch die in den organischen Säften enthaltenen Minerale aus. Sie stören den humoralen Mineralhaushalt. Auf ihre starke, aber wenig dauerhafte Wirkung folgt oft eine Aufschwemmung der Gewebe.

Pflanzliche Diuretika

Pflanzliche Diuretika besitzen eine tiefergehende und dauerhafte Wirkung und respektieren den Mineralhaushalt des Gewebes. Sie sind gut verträglich und können problemlos für langwährende Entschlackungskuren eingesetzt werden.

Früchte und Gemüse

Fast alle Früchte- und Gemüsesorten, doch folgende im besonderen, haben eine harntreibende Wirkung:

- Apfel, Kirsche, Melone, Grapefruit, Pfirsich, Pflaume. Die Birne gehört eigentlich ebenfalls dazu, aber diese Frucht kühlt die Nieren ab und lähmt ihre Aktivität. Deshalb wird Personen, die empfindliche Nieren haben oder an Nierenerkrankungen leiden, von der Birne abgeraten.
- Artischocke, Aubergine, Bohne, Kürbis, Kresse, Pastinake, Portulak, Schwarzwurzel, Sellerie (Knolle und Stange), Spargel, weiße Rübe, Wegwarte (wilde Zichorie).

Kohl
Der Verzehr von 400 g geraspeltem Kohl/Kabis täglich löst nach einigen Tagen ergiebige Diuresen aus. Der Kohl hat ausgesprochen viele heilende Eigenschaften. Er wird vor allem roh oder als Saft genossen. Das Kochen bekommt ihm nicht.

Fenchel (Foeniculum vulgare), Früchte
Die Knolle ist harntreibend. In Scheiben schneiden und trocknen lassen.
- *Abkochung*   *25 g getrocknete Fenchelscheiben auf 1 Liter Wasser, 10 Minuten kochen lassen*

Mais (Zea mays), Maisbart
Der Maisbart hat eine harntreibende Wirkung und fördert die Leberfunktion.
- *Abkochung*   *eine Handvoll Bartfäden auf 1 Liter Wasser, 10 Minuten kochen lassen*

Porree/Lauch
Porree/Lauch ist ein sehr gutes Diuretikum und ein ausgezeichneter «Besen» für den Darm. Zu verzehren als Gemüse oder als
- *Abkochung*   *2–3 Porree-/Lauchstangen samt Wurzeln, 30 Minuten in 1 Liter Wasser kochen.*

Zwiebel
Die Zwiebel ist ein wirkungsvolles, kristallösendes Diuretikum. Sie wird oft Rheumatikern empfohlen. Auch ist sie bekannt für

ihre entzündungshemmende Wirkung. Die Zwiebelkur ist sehr populär und wirksam, weil die Zwiebel zahlreiche Organfunktionen anregt. Die Verwendungsarten sind verschieden:

– Zwiebeltrunk	*Zwei Zwiebeln fein hacken und einige Stunden oder über Nacht in einem Glas mit Wasser ziehen lassen, filtern und trinken*
– Zwiebelsaft	*3mal täglich 2 Teelöffel oder mehr (im Handel)*
– Abkochung	*3 ungeschälte, geschnittene Zwiebeln in einem Liter Wasser 15 Minuten kochen, filtern*
– äußere Anwendung	*Wickel: Zwiebelscheiben oder gehackte Zwiebeln auf der Höhe der letzten Rippen im Rücken auf die Nieren auflegen. 30 bis 60 Minuten einwirken lassen.*

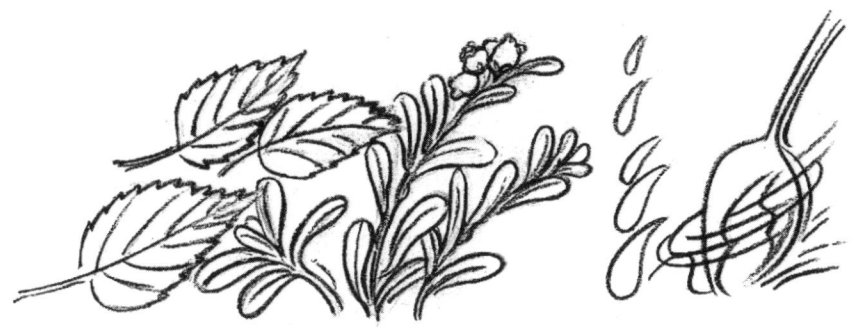

Heilpflanzen

Bärentraube (Arctostaphylos uva ursi), Blätter
Bekanntes Diuretikum zum Desinfizieren der Harnwege.
– Urtinktur   *3mal täglich 40 Tropfen oder mehr*

Birke (Betula pendula), Blätter
Die Birke ist ein allgemein wirkendes Entschlackungsmittel, aber besonders gut für die Nieren.

– Saft	*3mal täglich 2 Teelöffel*
– Elixier	*gemäß Angaben*
– Aufguß	*40 g Blätter (eine Handvoll) auf 1 Liter Wasser, 10 Minuten ziehen lassen*

Brennessel (Urtica dioeca), Blätter
Auch für seine stärkende, blutbildende Wirkung bei Blutarmut empfohlen.
- *Suppe*   *in Kombination mit Kartoffeln*
- *Saft*   *3mal täglich 2 Teelöffel*
- *Abkochung*   *1 Handvoll auf 1 Liter Wasser, 3 Minuten kochen, 20 Minuten ziehen lassen*
- *Tabletten*   *3mal täglich 1–2 Tabletten*

Buche (Fagus silvatica), Blätter
Gutes Diuretikum. In starken Dosen purgativ.
- *Aufguß*   *1 Handvoll Blätter auf 1 Liter Wasser, 10 Minuten ziehen lassen*
- *Tabletten*   *3mal täglich 1–2 Tabletten*

Dornige Hauhechel (Ononis spinosa), Kraut
Gutes Nieren- und Leberentschlackungsmittel.
- *Aufguß*   *30 g Blätter und Blüten auf 1 Liter Wasser, 10 Min. ziehen lassen*
- *Abkochung*   *1 Handvoll Wurzeln auf 1 Liter Wasser, 5 Minuten kochen lassen. Mit Anis, Fenchel, Pfefferminz usw. aromatisieren*

Heckenrose – Hagebutte (Rosa canina), Früchte
Sehr mildes Diuretikum, das selbst sehr empfindliche oder entzündete Nieren nicht reizt.

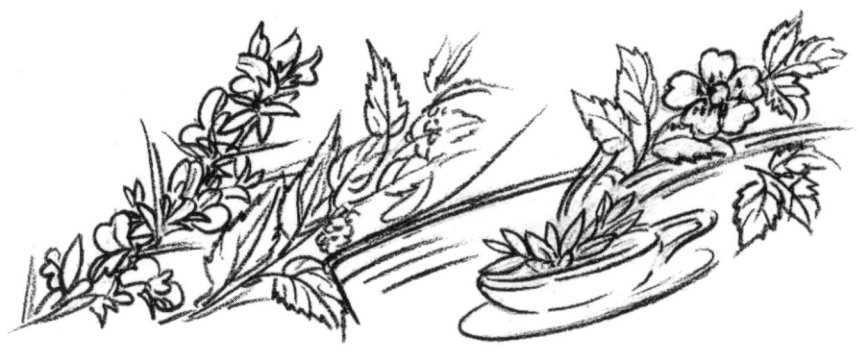

– *Abkochung* *5–10 Beeren auf 1 Tasse Wasser, 2 Minuten kochen lassen. Durch ein feines Tuch abseihen*

Heidekraut, Erika (Erica vulgaris), Kraut mit Blüten
Starkes Diuretikum. Desinfiziert die Harnwege.
– *Abkochung* *40 g Blütenspitzen auf 1 Liter Wasser, 3 Minuten kochen, 10 Minuten ziehen lassen*

Kirsche (Prunus cerasus), Stiele
Die Kirschenstiele werden wegen ihrer harntreibenden Wirkung verwendet. Bei Kirschenverzehr Stiele aufheben.
– *Abkochung* *1 Handvoll Stiele auf 1 Liter Wasser, 10 Minuten kochen lassen. Erfrischendes Getränk. 1/2 Liter pro Tag trinken (wenn die Stiele dürr sind, sie vorgängig 12 Stunden in kaltem Wasser einlegen).*

Kleines Habichtskraut (Hieracium pilosella), Kraut
Ausgezeichnete harntreibende und die Harnwege desinfizierende Pflanze.
– *Urtinktur* *3mal täglich 50 Tropfen*

Lindenrinde (Tilia cordata, Tilia platyphyllos), Rinde und Blüten
Sehr gutes Leber- und Nierenentschlackungsmittel. Empfohlen für Rheumatiker. Löst auch Steine auf.
– *Abkochung* *40 g Rinden auf 1 Liter Wasser. Auf 1/4 Liter einreduzieren. 20-Tage-Kur zur wiederholten Anwendung.*

Löwenzahn (Taraxacum officinale), Blätter und Wurzel
Ausgezeichnetes Entschlackungsmittel. Freund der Leber und der Nieren. Man verwendet die Wurzeln und Blätter.
– *Salat* *zarte Blätter im Frühling*
– *Saft* *3mal täglich 2 Teelöffel*

– *Abkochung*	*1 große Handvoll Blätter und Wurzeln auf 1 Liter Wasser, 2 Minuten kochen, 10 Minuten ziehen lassen*
– *Tabletten*	*3mal täglich 1–2 Tabletten*
– *Urtinktur*	*3mal täglich 10–50 Tropfen*

Mädesüß, Wiesengeißbart, Wiesenkönigin (Filipendula ulmaria), Blüten

Diese Pflanze gab den Anstoß zur Aspirinherstellung. Mädesüß ist harntreibend, galletreibend und schmerzstillend. Die Verwendung dieser Pflanze wird bei Ödemen, Erkältungen und Rheumatismus empfohlen.

– *Aufguß*	*1 Eßlöffel Blüten und Blätter auf 1 Tasse Wasser, 10 Minuten ziehen lassen*

Quecke (Agropyron repens), Wurzel

Pflanze mit ausgezeichneten Reinigungseigenschaften. Wegen ihres wenig schmeichelnden Geschmacks sind Tabletten vorzuziehen.

– *Tabletten*	*3mal täglich 1–2 Tabletten*

Schachtelhalm, Zinnkraut (Equisetum arvense), Kraut

Harntreibend, enthält viele Spurenelemente. Wird von Personen, die an Demineralisierung infolge Säurebildung leiden, nicht immer gut vertragen.

– *Aufguß*	*1–2 Teelöffel auf 1 Tasse Wasser, 10 Minuten ziehen lassen*
– *Tabletten*	*3mal täglich 1–2 Tabletten*
– *Urtinktur*	*3mal täglich 20–40 Tropfen*
– *Saft*	*3mal täglich 1 Teelöffel*

Schwarze Johannisbeere (Ribes nigrum), Blätter

Die Blätter sind harntreibend und fördern die Ausscheidung der Kristalle. Sehr angenehmes Getränk.

– *Aufguß*	*40 g Blätter auf 1 Liter Wasser oder 1 Eßlöffel auf eine Tasse Wasser, 10 Minuten ziehen lassen*

Wacholder (Juniperus communis), Beeren

Sehr gutes Diuretikum und Blutreinigungsmittel. Wacholderbeeren werden Rheumatikern empfohlen. In großen Mengen sind sie reizend. Bei Nierenbeschwerden ist davon abzuraten. Wacholder hat viele Eigenschaften.

– *Kur*	*die getrockneten Beeren wie Bonbons lutschen. Am 1. Tag: 5 Beeren, am 2.–11. Tag um je 1 Beere erhöhen und dann rückläufig bis zum 22. Tag. Kur zur wiederholten Anwendung.*
– *Aufguß*	*20–30 g Beeren auf 1 Liter Wasser oder 1 Teelöffel auf 1 Tasse Wasser, 10 Minuten ziehen lassen*
– *Wacholdermus (o. Zucker)*	*1 Eßlöffel täglich*
– *Ätherisches Öl*	*3mal täglich 3 Tropfen*

Kräutermischungen

3 Tassen täglich vor den Mahlzeiten
– *30 g Birke (Folium betulae)*
  20 g Wacholderbeeren
  (Pseudofruct. juniperi)
  20 g Schachtelhalm
  (Herba equiseti)
  20 g Dornige Hauhechel
  (Herba ononidis)
  50 g Bärentraube
  (Folium uvae ursi)
  10 g Wiesenkönigin   *1–2 Eßlöffel auf 1 Tasse Wasser,*
  (Flos filipendulae)   *10 Minuten ziehen lassen*

– *40 g Goldrute (Herba solidaginis)*
  30 g Buche (Folium fagi)
  30 g Glaskraut
  (Herba parietariae)
  25 g schwarze Johannisbeeren
  (Folium ribis nigri)

25 g indischer Nierentee (Herba orthosiphonis)	1–2 Eßlöffel auf 1 Tasse Wasser, 10 Minuten ziehen lassen

- 50 g Kirschenstiele
  (Caulis cerasi)
  30 g Quecke
  (Rhizoma graminis)
  20 g Brachdistel, Mannstreu
  (Herba eryngi)
  40 g Holunder
  (Folium sambuci)
  20 g Süßholz
  (Radix liquiritiae)
  20 g Maisbart (Stylus maidis)

1–2 Eßlöffel auf 1 Tasse Wasser, 2 Minuten kochen, 10 Minuten ziehen lassen

Andere natürliche Entschlackungsmittel

Die Wasserkur

Wasser ist in großen Mengen harntreibend, weil es die Nieren zur Arbeit zwingt. Wenn wir nach jeder Diurese den ausgeschiedenen Urin kompensieren und wenn wir immer etwas mehr trinken, als es der Durst erfordert, ist das eine Nierendrainage.

Wickel

Tonerde und Kohl, als Umschlag in der Nierengegend aufgelegt, reinigen den Nierenfilter und fördern die Nierenfunktion.

Fußreflexzonenmassage

Siehe Anhang 2.

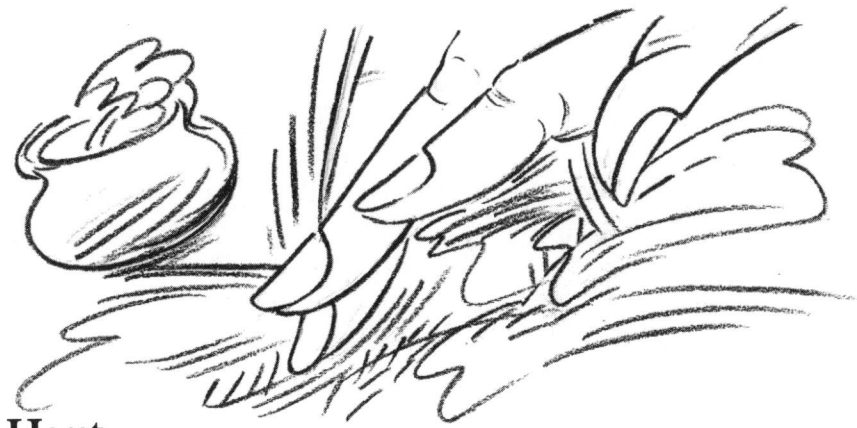

Haut

Die Haut ist ein Schutzorgan. Sie dient der Wärmeregulierung wie auch der Absonderung und Ausscheidung. Sie ist zudem ein Sinnesorgan. Man unterscheidet bei der Haut (Cutis):

– die Unterhaut
– die Lederhaut
– die Oberhaut

Unterhaut

Sie ist die Tiefenschicht der Haut. Sie ist ein grobmaschiges Gewebe, das aus Fettzellen besteht, in denen die Fettreserven eingelagert sind.

Wenn der Organismus und die Haut die Abfallstoffe nicht mehr ausscheiden können, versucht er sie durch Einlagerung in minderwertige Gewebe «aus dem Verkehr zu ziehen». Die Unterhaut ist eines dieser Gewebe. Die Ansammlung von Fetten und Toxinen in den organischen Säften nennt man Cellulite.

Lederhaut

In der Lederhaut befinden sich die Schweißdrüsen, die für die Drainage besonders wichtig sind. Die Talgdrüsen gehören zur Oberhaut. Doch der Einfachheit halber behandeln wir sie ebenfalls im Kapitel über die Lederhaut.

Die Schweißdrüsen

Die Schweißdrüsen sind Ausscheidungsorgane und gleichen im Aufbau den Nephronen der Nieren. Man kann die Schweißdrüsen sogar mit über die Haut verteilten Nephronen vergleichen. Sie filtrieren das Blut und leiten die löslichen Abfallstoffe durch die Hautporen aus. Schweiß enthält unter anderem Wasser, Kochsalz und stickstoffhaltige Abfallstoffe (Harn, Harnsäure). Man kann Schweiß mit verdünntem Urin vergleichen. Bei manchen Krankheiten ist er schlackenbelasteter als der Urin.

Die Transpiration ist nicht nur ein Mittel zum Ausscheiden der Schlacken. Sie unterstützt auch den Wärmehaushalt und dient dem Erhalt der konstanten Körpertemperatur. Die Verdunstung des Schweißes entzieht dem Körper die Kalorien, die er benötigt, um Flüssigkeit in Dampf umzuwandeln.

Im Vergleich zu 1,5 Liter Urin beträgt die tägliche Schweißabsonderung ungefähr 800 ml/8 dl. Bei Fieber scheidet die Haut jedoch ohne weiteres 2 bis 3 Liter aus.

Anzeichen für gute oder schlechte Funktion

Eine Haut mit gut funktionierenden Schweißdrüsen wird unter Hitzeeinfluß oder physischer Belastung feucht und schwitzt in mehr oder weniger großen Tropfen.

Menschen, die nie oder nur an ganz bestimmten Körperstellen, z.B. unter den Armen, schwitzen, haben eine verschlossene oder «tote» Haut. Ihr Ausscheidungsorgan Haut ist mit Abfallstoffen verstopft: die Entschlackung funktioniert schlecht.

Normalerweise hat der Schweiß keinen unangenehmen Geruch, doch je schlackenbelasteter er ist, desto schärfer ist er. Das ist an sich kein schlechtes Zeichen, weil sie ja den Körper verlassen. Es zeigt aber eine Störung im Verhältnis der anfallenden und der abgeleiteten Schlacken an.

Wenn die Ausscheidung der Toxine das Leistungsvermögen der Haut überschreitet, verstopfen und entzünden sich die Schweißdrüsen und reagieren mit verschiedenen Problemen: rote Pickel mit hartem Kopf ohne Flüssigkeit, alle möglichen Ekzeme, Nesselsucht, Juckreiz usw.

Talgdrüsen

Die Talgdrüsen, 300 000 an der Zahl, sitzen an der Wurzel des Haares. Sie sondern unter anderem eine Mischung von Fetten und Eiweißstoffen aus den Resten der Sekretionszellen ab. Dieses Sekret ist der Talg oder das Sebum.

Abbildung 5

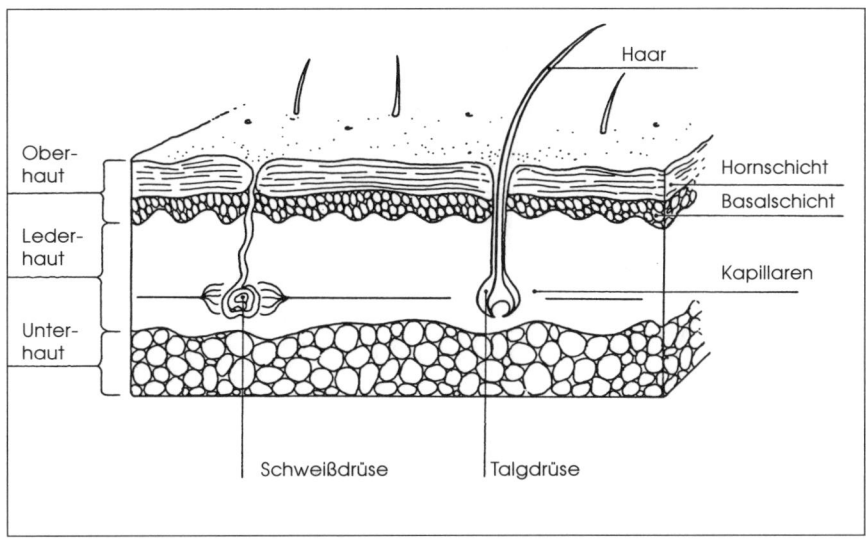

Anzeichen für gute oder schlechte Funktion der Talgdrüsen

Der Talg soll die Haut salben und sie geschmeidig halten. Wenn die Absonderungen nicht ausreichen, wird die Haut trocken und rissig. Produzieren die Drüsen allerdings im Überfluß, wird die Haut fettig. Schuppen sind eine Ballung von abgestorbenen und mit Talg verklebten Zellen. Ist der Ausscheidungskanal der Talgdrüse verstopft, erscheint ein schwarzer Punkt auf der Oberhaut. Ist der Kanal verstopft und entzündet, sind Akne und Furunkel die Folge. Pickel mit weißem Kopf lassen ebenfalls auf schlechte Funktion der Talgdrüsen schließen, ebenso wie nasse Ekzeme.

Oberhaut

Sie ist die äußere Schicht der Haut. Unter ihr liegt die Basalschicht, die unseren Körper wie ein Handschuh umschließt. Sie leistet Erstaunliches, kann sie doch verdauen und einen Teil der Abfallstoffe in nützliche Substanzen umwandeln.

Die unbrauchbaren Schlacken werden durch die Hornhaut ausgestoßen. Die an die Oberfläche der Hornhaut gelangenden Zellen sterben ab und lösen sich fortlaufend (Desquamation oder Exfoliation). Dieser Abschilferungsvorgang wird teilweise auf der Kopfhaut sichtbar (Schuppen).

Anzeichen für gute oder schlechte Funktion der Oberhaut

Wenn die Oberhaut schlecht arbeitet, bleiben die toten Zellen unter der Hautfläche. Die Haut wird dick, verhärtet sich oder erstarrt in Leblosigkeit. Auswüchse, Warzen, Hühneraugen an den Füßen, senile Keratome, Schuppenflechte und andere Hautleiden sind die Folge.

Außer dem Ausscheiden von Schlacken hat die Haut drei weitere wichtige Aufgaben, die man kennen sollte:

– Die Haut ist ein Gefäßorgan.
Das Kapillarennetz ist bei der Haut außerordentlich entwickelt, kann es doch ein Fünftel der gesamten Blutmenge fassen.

Dieses ausgedehnte Kapillarsystem spielt bei der Wärmeregulierung eine wichtige Rolle. Wenn der Organismus zuviel Hitze entwickelt oder aufstaut, dehnen sich die Hautkapillaren aus, füllen sich mit Blut und erleichtern damit die Wärmeabgabe nach außen.

Wenn sich hingegen der Organismus vor Kälte schützen will, wird das Kapillarennetz durch das Zusammenziehen der Gefäße von seinem Inhalt geleert. Das Blut wird also von der Kältequelle weg ins Körperinnere gepreßt. In einer zweiten Phase füllen sich die Kapillaren wieder, die Strömungsgeschwindigkeit und der Verbrennungsprozeß werden im Hautbereich intensiviert, um wieder ein Wärmegefühl herzustellen und die normale Temperatur zu halten.

Immer wenn der Blutkreislauf der Haut zunimmt, werden alle dort befindlichen Drüsen stimuliert. Die Warm- und Kaltwasserheilkuren bei Entschlackungen über die Haut basieren auf diesem Abwehrmechanismus durch größere Hautdurchblutung.

– Die Haut ist ein Kontraktionsorgan.

Sie verfügt über drei verschiedene Muskelarten: die glatten Muskelfasern im Hautgewand, die der Haut ihre Widerstandsfähigkeit und Elastizität geben; die Muskeln in den Gefäßwänden, dank welcher der Durchmesser der Blutgefäße variiert werden kann; die erektilen Muskeln, die bei Kontraktion die Haare aufstellen (Hühnerhaut) und Wärme schaffen (Frösteln).

Die Hautmuskeln sind alle sehr klein, doch sind sie so zahlreich, daß sie bei Kontraktion eine große Menge Nährstoffe und Toxine verbrennen. Die Schlacken werden in kleinere Teilchen zerlegt, damit sie leichter ausgeschieden werden können. Außerdem bringt die Kontraktion Bewegung in die Blutmasse, was der Ausscheidung förderlich ist.

– Die Haut ist ein Nervenorgan.

Die Haut enthält ein feinmaschiges Nervennetz sensitiver und sensorischer Natur. Sie ist wahrhaftig eine Hülle, die auf die geringsten äußeren Einflüsse reagiert: Wärme- oder Kältegefühl, Druck, Berührung usw.

Aufgrund der äußeren Stimulation bremst oder beschleunigt die Haut den Stoffwechsel, d. h. die Zirkulation, die Verbrennung, den Austausch und die Ausscheidung.

Die sensitiven und sensoriellen Eigenschaften der Haut wirken sich also auf die Entschlackung aus. Verschiedene Techniken wie beispielsweise die Rubbelmassage (vor allem mit dem Hanf- oder Luffahandschuh), Luft- und Sonnenkuren beweisen es.

Hautentschlackungsmittel

Hautentschlackungsmittel führen durch Schwitzen zu starken Ausscheidungen. Die Reaktivierung einer «verschlossenen» Haut benötigt oft recht viel Zeit, aber die Mühe lohnt sich. Setzt sich der Lebenswille des Körpers bei Fieberanfällen nicht auch mit Schwitzen gegen den Exzeß der Toxine im Organismus zur Wehr?

Rubbelmassage

Die Rubbelmassage ist eines der besten Mittel zur Reaktivierung der Haut. Mit einem Massagehandschuh, einer Bürste oder einem groben Handtuch frottiert man alle großflächigen Hautpartien. Dies geschieht am besten morgens beim Aufstehen und beansprucht einige Minuten. Der Reibungsdruck hängt von der Verträglichkeit oder der Empfindlichkeit der Haut ab.

Natürlich sind die Friktionen anfangs nur leicht und von kurzer Dauer. Hat man sich einmal daran gewöhnt, führt man sie länger und energischer aus. Wer es nie versucht hat, kann sich nicht vorstellen, welches Wohlgefühl damit verbunden ist.

Die Rubbelmassage

– regt die sensitiven Nervenfasern und dadurch den Stoffwechsel der Haut an. Die Aktivierung zeigt sich beim Blutkreislauf

besonders gut, denn die Haut rötet sich und
– fördert die Ablösung der abgestorbenen Zellen. Stellt man
sich auf ein dunkles Tuch, sieht man nach einer kräftigen Massage die verlorenen trockenen Hautreste am Boden.

Turnübungen

Die Wärmeproduktion des Organismus erhöht sich bei physischer Betätigung merklich. Bei jeder Muskelbewegung werden Nährstoffe verbrannt, was Kalorien kostet. Je intensiver und ausdauernder die Übung, desto größer ist die Wärmeproduktion.

Wir haben also gesehen, daß die Haut ein Wärmeregler ist. Beim Turnen werden größere Mengen mit Toxinen belasteter Schweiß abgesondert als sonst. Körperliche Anstrengungen stimulieren den Stoffwechselhaushalt und die Austauschvorgänge.

Die Art der Tätigkeit spielt keine große Rolle, solange sie schweißtreibend ist. Je nach individueller Neigung kann es eine sportliche Betätigung (Laufen, Tennis usw.) oder ein anderes Hobby (Bergsteigen, Wandern, Gartenarbeit) sein.

Bei Sonnenschein schwitzt man schneller.

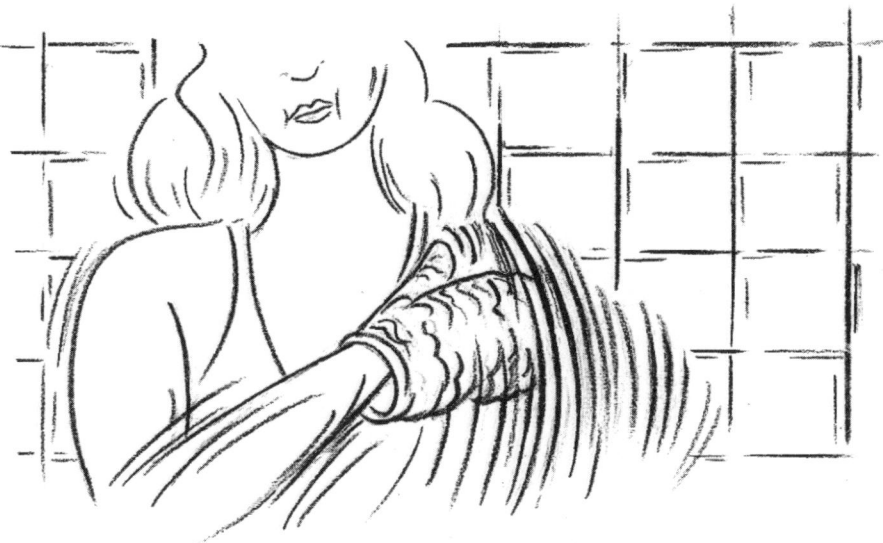

Um dem Körper die Wärme zu erhalten, zieht man sich warm an: Pullover, enganliegende, lange Hosen, Trainingsanzug, Regenkleidung usw. Wenn die Transpiration einsetzt, fährt man mit der körperlichen Anstrengung je nach Widerstandskraft so lange fort, bis dem Ausscheidungsprozeß durch die Haut ein guter Erfolg beschert ist.

Heißes Bad

Das heiße Bad, auch hyperthermisches Bad genannt, ist ein wunderbares und sehr wirkungsvolles Mittel, um die Haut zu aktivieren und zum Schwitzen zu bringen.

Da es Teil der Tiefenreinigungstechniken ist, wird es auf Seite 153 (Wärmebad) detailliert behandelt.

Sauna

Die Sauna ist ein heißes Luftbad. Man nimmt es in einem Raum aus Holz, in dem ein Ofen zur Aufheizung der Raumluft steht. Auf Stufen, die fast bis zur Decke reichen, kann man sich unterschiedlichen Temperaturen aussetzen: 90 Grad oder mehr auf den oberen Stufen und etwa 60 Grad auf den unteren. Die auf dem Ofen liegenden Kieselsteine speichern die Wärme. Werden sie mit Wasser besprengt, nimmt die Luft Feuchtigkeit auf. Das verstärkt die schweißtreibende Wirkung, macht die Hitze allerdings schwerer erträglich.

Die Wohltat der Sauna besteht im Ausschwitzen der Toxine durch Kontakt des Körpers mit heißer Luft.

Meistens wird die Sauna folgendermaßen ausgeführt:

– Man beginnt zur Säuberung mit einer Dusche. Dann geht man in die Kabine und wählt eine passende Treppenstufe für einen 10minütigen Aufenthalt. Meistens genügen 10 Minuten, um ins Schwitzen zu kommen.

– Nach Verlassen der Kabine nimmt man je nach Verträglichkeit eine frische bis kalte Dusche oder taucht ins Kaltwasserbecken ein, um einen Wärmeschock zu provozieren.

– Dann ruht man sich kurze Zeit auf einem Liegestuhl aus, damit Organismus und Herz zu ihrem Rhythmus zurückfinden.
– Je nach Vitalität und Widerstandsfähigkeit wiederholt man den Ablauf 1–3 Mal.

Beim Saunabesuch wird der Organismus der Wärme ausgesetzt. Die Gefäße dehnen sich aus, das Blut gelangt an die Oberfläche. Die Poren öffnen sich und sondern mit Schlackenstoffen belasteten Schweiß aus. Es ist, als öffne der Organismus seine Türen, um einen Hitzestau zu vermeiden.

Der Kontakt mit dem kalten Wasser zwingt den Organismus genau zur entgegengesetzten Reaktion: die Poren schließen sich, die Gefäße ziehen sich zusammen, und das Blut wird in die Tiefe zurückgeschickt.

Die wohltuende Wirkung des Schwitzens dank heißer Luft wird durch den vom Kaltwasserschauer intensivierten Stoffwechselaustausch noch gesteigert.

Dampfbad

Dem arabischen Dampfbad, Hammam genannt, liegt das gleiche Prinzip zugrunde wie der Sauna, außer daß die Temperatur tiefer ist und die Dauer länger. Im Anschluß gönnt man sich oft eine Massage.

Heißluftbad im Heim

Dafür gibt es eine einfache, mit wenigen Utensilien und in kurzer Zeit ausführbare Methode, ein bewährtes Verfahren aus früheren Zeiten. Wenn komfortablere Möglichkeiten fehlen oder rasches Handeln am Platz ist, kann sie sehr dienlich sein. Benötigt wird eine große Decke, in die ein Loch für den Kopf geschnitten wird. Damit bekleidet, setzt man sich auf einen Hocker, unter dem ein Topf mit heißem Wasser steht. Abgesehen vom Kopf befindet sich der Körper vollständig unter der Decke und ist von der aus dem Topf aufsteigenden heißfeuchten Luft umhüllt.

Diese simple Methode erzeugt genügend Wärme für das Schwitzen. Bevor das Wasser erkaltet, wird es ausgetauscht. Die Schwitzkur wird so lange fortgesetzt, bis man richtig naß ist. Da der Kopf an der frischen Luft bleibt, wird die Wärme besser vertragen als in der Sauna.

Wenn man kein Loch in die Decke schneiden will, kann man sich auch völlig bedecken und auf allen vieren über dem Topf mit heißem Wasser knien. Allerdings muß man sehr aufpassen, sich nicht zu verbrennen.

Im Handel findet man Schwitzkabinen aus Holz oder anderem unbrennbarem, synthetischem Material, das über einen Rahmen gespannt ist. Als Wärmequelle dient ein gut isolierter kleiner Heizofen, den man direkt unter den Hocker stellt.

Heiße Wickel

Fehlen andere Mittel, kann man zur Wickelmethode greifen, wie sie früher praktiziert wurde. Diese Umschläge können trocken oder feucht, kalt oder warm, lokal oder großflächig gemacht werden.

Nehmen wir zum Beispiel den Unterleibswickel. Dazu wird ein großes Tuch in gut heißes Wasser getaucht, ausgewrungen und um den Unterleib gewickelt. Um den Wärmeverlust möglichst gering zu halten, windet man ein trockenes Tuch und eine Wolldecke darüber. Man legt sich ins Bett und deckt sich mit Decken gut zu. Nötigenfalls kann man den Körper zusätzlich rechts und links mit Wärmeflaschen warm halten. Die Dauer der Behandlung hängt davon ab, wie rasch man stark schwitzen kann.

Sonnenbad

Wenn man die Haut der Sonnenbestrahlung aussetzt, sammelt sich Hitze im Körper, der mit gesundem Schwitzen reagiert.

Durch den Aufenthalt an einem geschützten Ort oder durch körperliche Anstrengung kann man die Wärmespeicherung fördern. Muskel- und Sonnenkraft erzeugen doppelte Wärme.

Eine weitere Möglichkeit besteht darin, sich schwarz zu kleiden und mit einem schwarzen Tuch zu bedecken. Die schwarze Farbe reflektiert im Gegensatz zur weißen das Sonnenlicht nicht, sondern nimmt es auf. Also steigt die Körpertemperatur rasch an, und das Schwitzen setzt ein.

Man muß dabei den Kopf immer bedeckt halten, um einen Sonnenstich zu vermeiden. Das Sonnenbad sollte auch nicht zu lange dauern, weil es den Organismus anstrengt. Es wird mit einer frischen Dusche abgeschlossen.

Rollmassage

Die Rollmassage ist eher ein zusätzliches Hilfsmittel als ein Drainageverfahren für sich selbst. Diese Massageart ist in den arabischen Dampfbädern (Hammam) allgemein üblich, doch kann man sie sehr gut nach jedem Schwitzverfahren anwenden.

Die Rollmassage reinigt gründlich die Tiefe der Hautporen. Diese werden vorgängig durch Schwitzen geöffnet. Man bildet mit der Haut eine Falte, die man zwischen Daumen und Zeigefinger auslaufend hin- und herrollt. Durch den auf die Falten ausgeübten Druck preßt man die Schlacken aus den Poren.

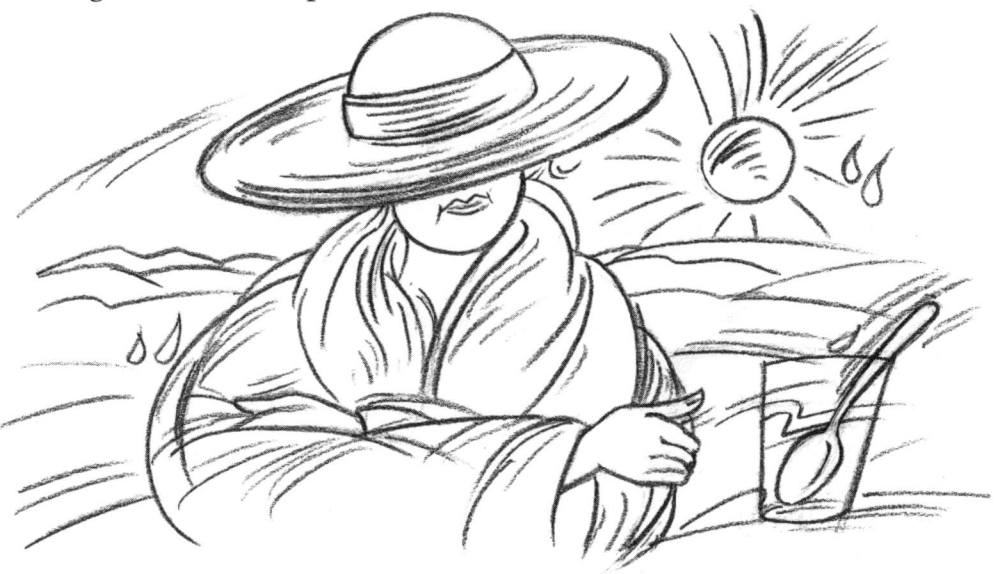

Früchte und Gemüse

Früchte und Gemüse selbst haben keine schweißtreibende Wirkung. Wir führen trotzdem einige auf, die einen positiven Einfluß auf die Schönheit der Haut haben:

- Erdbeere, Himbeere, Mandel, Nüsse, Orange, Zitrone
- Artischocke, Gurke, Kerbel, Kohl/Kabis, Kohlrabi, Stielmangold/Krautstiele, Kresse, Löwenzahn, Möhren/Karotten, Radieschen, Schwarzwurzel, Spargel

Heilpflanzen

Schweißtreibende Pflanzen erzeugen und fördern das Schwitzen, vor allem wenn der damit zubereitete Aufguß sehr heiß getrunken wird.

Wenn zusätzlich noch ein anderes Schwitzverfahren angewandt wird, verstärkt dies die Ausscheidung der Toxine natürlich erheblich. Dazu trinkt man eine große Tasse Kräutertee vor und nach der Schwitzkur.

Ackerstiefmütterchen (Viola tricolor), Kraut
Diese Pflanze ist allgemein ein gutes Blutreinigungsmittel, das für die Haut besonders wirksam ist.
- *Aufguß*   *60 g Blüten auf 1 Liter Wasser, 10 Minuten ziehen lassen*
- *Tabletten*   *3mal täglich 1–2 Tabletten*
- *Urtinktur*   *3mal täglich 50 Tropfen*

Borretsch (Borago officinalis), Kraut
NUR IN MISCHUNGEN VERWENDEN
Er ist bekannt für seine schweiß- und harntreibenden Eigenschaften.
- *Saft*   *3mal täglich 2 Teelöffel*
- *Aufguß*   *1 Eßlöffel Blüten auf 1 Tasse Wasser, 10 Minuten ziehen lassen*

Holunder (Sambucus nigra), Blätter, Blüten
Holunderblüten sind harntreibend und liefern einen angenehmen Erfrischungstrunk.
- *Aufguß* *1 Eßlöffel Blätter/Blüten auf 1 Tasse Wasser, 10 Minuten ziehen lassen*

Kamille (Matricaria chamomilla), Blüten
Universal-Pflanze.
- *Aufguß* *5–10 Blütenköpfe auf 1 Tasse Wasser, 10 Minuten ziehen lassen*
- *Saft* *3mal täglich 2 Teelöffel*

Klette (Arctium lappa), Wurzel
Diese schweißtreibende Pflanze ist ebenfalls harntreibend, galletreibend und abführend. Empfohlen bei Hautkrankheiten.
- *Abkochung* *40 g Wurzeln auf 1 Liter Wasser, 10 Minuten kochen lassen*
- *Tabletten* *3mal täglich 1–2 Tabletten*
- *Urtinktur* *3mal täglich 40 Tropfen*

Gemischte Kräutertees
- *50 g Lindenblüten (Flos tiliae)*
  60 g Holunderblüten
  (Flos sambuci)
  40 g Borretsch (Herba boraginis)
  10 g Melisse (Folium melissae) *1–2 Eßlöffel auf 1 Tasse Wasser,*
  90 g Veilchen (Flos violae) *10 Minuten ziehen lassen*

- *40 g Mädesüß (Flos filipendulae)*
  20 g Schlehdornblüten
  (Flos pruni spinosae)
  30 g Kamille (Flos matricariae)
  30 g Ackerstiefmütterchen
  (Herba violae tric.)
  20 g Schlüsselblumen/Primel *1–2 Eßlöffel auf 1 Tasse Wasser,*
  (Flos primulae) *10 Minuten ziehen lassen*

Lunge

Die durch die Nasenlöcher eingeatmete Luft wird auf Wegen, deren Querschnitt sich allmählich verkleinert und die sich ähnlich einem Baum immer mehr verästeln (Abb. Nr. 6), in die Tiefen der Lunge geleitet. Kehlkopf, Luftröhre, Bronchien, Bronchiolen und Luftkanälchen folgen einander, um die Luft in Kontakt mit den Lungenschleimhäuten zu bringen, durch die der Sauerstoff ins Blut gelangt.

Die Alveolen oder Lungensäckchen sind zu Trauben gruppierte winzige Taschen an der Spitze der Lungenkanälchen. Der im Alveolar enthaltene Sauerstoff wechselt problemlos ins Blut, weil ein Teil der Alveolarwand gleichzeitig Wand der Blutkapillaren ist. Durch diese gemeinsame Trennwand gelangt der aus dem Alveolar austretende Sauerstoff direkt ins Blut.

Die von den Lungen ausgeworfenen Schlackstoffe folgen dem gleichen Weg wie der Sauerstoff, aber in entgegengesetzter Richtung. Die von den Atmungsorganen ausgeschiedenen Schlacken werden in flüssiger Form auf dem Blutweg transportiert. Bei ihrer Durchquerung der Alveolen werden sie in Gase umgewandelt, denn so können sie mit der ausgeatmeten Luft leichter ausgeleitet werden. Beim Ausatmen werden die Gase, vor allem das Kohlendioxid, durch das gesamte Atmungssystem – Bronchiolen, Bronchien usw. – gejagt, bis sie sich außerhalb des Organismus befinden.

Die Atemwege sind vor allem Ausgangswege für die gasförmigen Abfallstoffe. Doch sie können auch feste Fremdkörper, die mit der eingeatmeten Luft ins Innere gedrungen sind, zurückweisen. Dabei handelt es sich um Staubteilchen verschiedenster Herkunft: Hausstaub, Partikel aus der Luftverschmutzung, Pollen usw.

Dank ihrer Ausrüstung können sich die Atemwege schützen und diese Abfälle zurückschicken. Die Flimmerhaare halten die vorbeiziehenden Staubteilchen auf und fegen sie durch ihre wogende Bewegung zum Ausgang zurück. Man kann das überprüfen: Hat man einen ganzen Tag in einer großen Stadt verbracht und putzt sich abends die Nase, ist der Schleim im Taschentuch schwarz.

Trotz der akuten Luftverschmutzung gelangen nur kleine Mengen Abfallstoffe auf diese Art in die Atemwege. Der größte Teil der festen Schlackstoffe, die wir durch die Lungen ausscheiden, sind Produkte der internen Verschmutzung, die wir unserem Humoralmilieu zumuten.

Wir haben festgestellt, daß der Organismus auf andere Ausgänge ausweicht, wenn die Hauptausscheidungsorgane (Leber, Darmtrakt, Nieren) das Blut nicht mehr von den Schlackstoffen befreien können. Die Atemwege können also als «Notausgang»

Abbildung 6

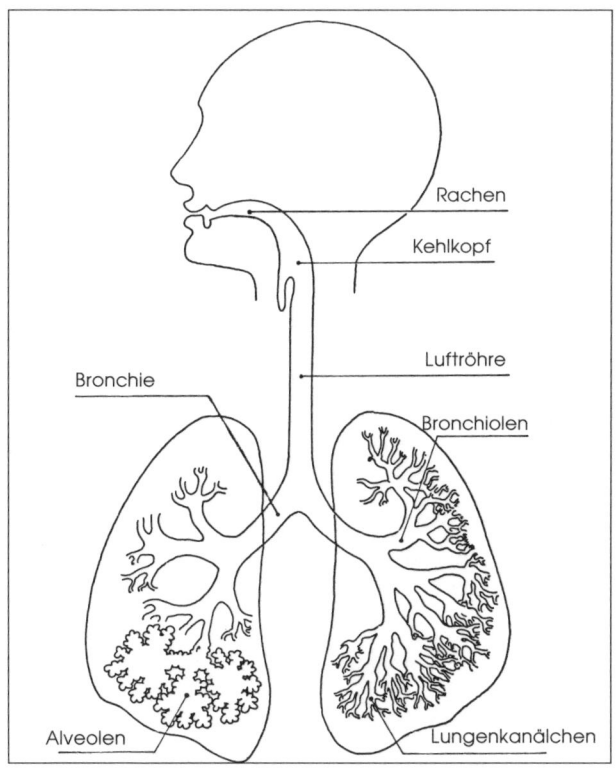

benutzt werden. Normalerweise können die festen Substanzen die Wände der Alveolen nicht durchdringen. Aber wenn die im Blut schwimmenden Toxine die Alveolarschleimhäute verletzen, werden diese längerfristig porös und können die kompakten Schlacken nicht mehr aufhalten. Diese werden auf die gleiche Art wie das Kohlendioxid ausgeleitet mit dem Unterschied, daß ihre Reise durch die Verästelungen des «Bronchialbaums» viel beschwerlicher ist, weil er nicht dafür gebaut ist.

Die Ansammlung dieser Schlacken in den Atemwegen behindert die Atmung, zerstört die Schleimhäute und trägt die Schuld für Erkrankungen in diesem Bereich. Als Folge des Staus erhalten die Mikroben für ihre Ansiedlung, Entwicklung und Vermehrung freie Bahn, wenn auch erst in einer weiteren Erkrankungsphase. «Die Mikroben sind nichts, das Terrain ist alles.»

Die leimartigen Stoffe, die wir auswerfen, sind nicht allein, wie allgemein angenommen, Rückstände von Mikroben und ihrer Tätigkeit. Sie sind hauptsächlich Abfallstoffe unserer schlechten Ernährung, die sowohl qualitativ wie quantitativ nicht unserem Verdauungs- und Ausscheidungsvermögen angepasst ist.

Wenn die Atmungsorgane zu arg mit Schlacken verstopft sind, setzen sie den Husten zur Befreiung ein. Husten und Auswurf sind Abwehrreaktionen.

Der Hustenreflex geht folgendermaßen vor sich: Er fängt durch ein tiefes Einatmen an und endet mit dem Verschluß der Glottis (Stimmritze). Diesem Einatmen folgt der heftige Versuch, die Luft wieder auszuatmen. Da die Glottis geschlossen ist, wächst der Luftdruck in den Lungen an, bis die Glottis sich unter Zwang öffnet. Die Luft schießt plötzlich heraus und zieht die stauenden Schlacken im Sog mit sich.

Anzeichen für gute und schlechte Lungenfunktion

Wenn die Atemwege einwandfrei funktionieren, sind die Nasenlöcher leer, und die Atmung geht frei und leicht. Das

Bedürfnis, sich die Nase zu putzen, ist selten und dient vor allem der Reinigung von Staubpartikeln, die wir mit der Luft eingeatmet haben.

Wenn die Atemwege schlecht funktionieren und sogar als Ausgangstor für feste Abfallstoffe herhalten müssen, ist die Nase verstopft, läuft, die Luft dringt schlecht ein, und wir müssen uns ständig schneuzen, um die oberen Atemwege freizumachen. Sich nach vorne neigen und den Kopf nach unten senken, reicht schon aus, damit die Nase läuft. Um die Atmung sicherzustellen, muß manchmal der Mund offen bleiben. Hustenanfälle stellen sich ein, zuerst vereinzelt, dann immer häufiger und heftiger.

Beim Lauftraining kommen auch kleinste Stauungen zum Vorschein. Die Beanspruchung des Brustkorbs aufgrund des Keuchens bewirkt den Ausstoß der Schlacken.

Lungenentschlackungsmittel

Willkürlicher Auswurf

Man kann versuchen, die Lungen zu entleeren, indem man willkürlich hustet. Instinktiv wenden alle dieses Verfahren an. Aber wie auswerfen?

Einmaliges heftiges Spucken bedeutet für die Lungen eine große Anstrengung und einen Schock, der die Schleimhäute schwächt. Es ist besser, den Schleim durch eine leichte Hustenserie langsam im Bronchialbaum emporzufördern. Der Hustendrang wird durch das Zwerchfell und den unteren Brustkorb ausgelöst.

Mit der Anwendung von Heilpflanzen zur Verflüssigung der leimartigen Schlacken kann man die Wirkung verbessern (siehe weiter hinten im Buch).

Umkehrung der Körperhaltung

Aufgrund des Schwergewichts liegen bei aufrechter Haltung die angesammelten Sekrete in der Lunge. Während des Schlafs in der Horizontallage können die Schlacken sich vom unteren Teil auf die ganze Lunge verteilen. Die Flimmerhaare tun ihre Arbeit und fegen sie zum Ausgang der Atemwege.

Man kann diese günstigen Voraussetzungen nutzen und die Ausscheidung fördern, indem man für einige Minuten die normale vertikale Körperhaltung umkehrt, d. h. den Kopf nach unten hängt. Diese Stellung ermöglicht den Sekreten, sich dem Ausgang zu nähern.

Sobald man erwacht, kann man je nach Beweglichkeit:

- *im Bett liegen bleiben und nur den Kopf und den Brustkorb hinaushängen, bis der Kopf den Boden berührt,*
- *die gleiche Position von einem Stuhl aus einnehmen,*
- *sich mit dem Kopf nach unten auf eine Schräge legen, beispielsweise ein Brett oder eine Leiter,*
- *sich mit dem Kopf nach unten an eine Stange hängen,*
- *den Hand- oder Kopfstand machen.*

Die Methode der Umkehrung der Körperhaltung ist ganz einfach und erlaubt in manchen Fällen, große Mengen von Sekreten loszuwerden.

Atemlosigkeit

Das stürmische Ein- und Ausatmen bei Atemlosigkeit leitet die Schlacken aus. Die Bronchien und Bronchiolen dehnen sich im Rhythmus der Atmung aus und ziehen sich wieder zusammen, was das Ablösen des Schleims fördert. Durch Husten und Räuspern kann man große Mengen Sekrete loswerden.

Für gesunde Leute voller Vitalität kann ein Lauftraining, eine kraftraubende Fahrradtour oder eine Turnübung die Atemlosigkeit herbeiführen.

Auch für weniger sportliche Menschen gibt es eine Möglichkeit. Man benötigt eine leere 1-Liter-Flasche und einen Gummischlauch von 80 cm Länge und 0,5 cm Durchmesser. Die Flasche wird zu einem Drittel mit Wasser gefüllt, der Schlauch bis zum

Flaschenboden hineingestoßen. Jetzt bläst man die ausgeatmete Luft in den Schlauch. Der kleine Querschnitt des Schlauchs und das in der Flasche enthaltene Wasser sorgen für einen Widerstand gegen die Ausatmung. Um diesen zu überwinden, muß man einen starken Luftstrom erzeugen, der gleichzeitig die Sekrete mit sich reißt. Wenn der Atem wieder normal ist, wird von neuem begonnen. Je nach Kondition kann man 3mal täglich 5, 10, 15 oder 20 Übungen ausführen.

Diese Technik hat außerdem den Vorteil, das Atemsystem und den Blutkreislauf wieder in Schwung zu bringen. Wenn man progressiv und mit gesundem Menschenverstand vorgeht, ohne sich zu überfordern, gibt es keine Einschränkungen.

Heilpflanzen

Sie haben einen wohltuenden Einfluß auf die Atemwege und begünstigen
— *die Verflüssigung der Sekrete und der Bronchialabsonderungen,*
— *die Ausdehnung der Alveolen und*
— *ihren Anstoß zum Auswurf der Sekrete*

Man sagt diesen Pflanzen nach, sie seien

— *schleimlösend,*	*wenn sie zur Ausscheidung der Sekrete treiben,*
— *hustenstillend,*	*wenn sie den Auswurf fördern und den Husten lindern,*
— *balsamisch,*	*wenn sie die von Husten und Schlacken entzündeten Schleimhäute beruhigen,*
— *auswurffördernd,*	*wenn sie die Schlacken flüssiger und damit leichter ausspuckbar machen.*

Diese Pflanzen können folgendermaßen angewandt werden:

— intern (*Aufguß, Tropfen…*)	*Die natürlichen Wirkstoffe werden über die Blutbahn den Atemwegen zugeführt.*
— extern (*Inhalieren der Dämpfe*)	*Die natürlichen Wirkstoffe werden auf dem Atemweg zu den Schleimhäuten der Lunge geführt.*

Inhalation

Bei der Inhalation atmet man tief die Dämpfe eines mit Wasser zubereiteten Pflanzenaufgusses ein. $^1/_2$ Liter sehr heißer Kräutertee wird in eine große Tasse gegossen, über die man den Kopf neigt, um die heilenden Dämpfe aufzunehmen.

Wenn man ein Tuch zeltförmig über Kopf und Tasse legt, kann man den Wirkungsgrad deutlich verbessern. Inhaliertassen und Inhaliergeräte sind im Handel erhältlich.

Anstelle des Kräutertees kann man auch ca. 12 Tropfen ätherisches Öl in eine Tasse heißes Wasser geben. Aufgrund seiner Flüchtigkeit wird es oft für die Behandlung der Atemwege eingesetzt.

Eine einfache Inhaliermethode besteht darin, einige Tropfen ätherisches Öl tief einzuatmen.

Es gibt auch Geräte, welche die ätherischen Öle in so feinen Tröpfchen versprühen, daß sie in der Luft hängen bleiben und mit der Atemluft aufgenommen werden.

Eukalyptus (Eucalyptus globulus), Blätter

Balsamische, hustenstillende, auswurffördernde und antiseptische Pflanze für die klassische Behandlung der Atemwege.

– Aufguß	3 oder 4 Blätter auf 1 Tasse Wasser, 15 Minuten ziehen lassen
– Tabletten	3mal täglich 1–2 Tabletten
– ätherisches Öl	3mal täglich 3–5 Tropfen
– Inhalation	2 Eßlöffel Blätter auf $^1/_2$ Liter Wasser als Aufguß. 10–15 Tropfen ätherisches Öl auf eine große Tasse kochendes Wasser.

Huflattich (Tussilago farfara), Blüten, Blätter
NUR IN MISCHUNGEN VERWENDEN

Schleimlösend und hustenstillend. Wird oft angewandt.

– Aufguß	2 Teelöffel auf 1 Tasse Wasser, 10 Min. ziehen lassen
– Saft	3mal täglich 2 Teelöffel oder mehr

Kreuzblume (Polygala amara), Kraut

Auswurfförderndes Bronchialmittel. Schleimlösend. Atemtonikum. Nicht empfohlen für Personen mit empfindlichem Verdauungstrakt.

– *Abkochung*   *100 g Wurzeln auf 1 Liter Wasser, 2 Minuten kochen, 10 Minuten ziehen lassen*

Süßholz (Glycyrrhiza glabra), Wurzel

Neben zahlreichen anderen Eigenschaften wirken die Wurzeln des Süßholzes auswurffördernd und hustenstillend. Sie stimulieren die Nebennieren und sind entzündungshemmend.

– *Abkochung*   *50 g Wurzeln auf 1 Liter Wasser, 10 Minuten kochen, 1 Nacht ziehen lassen.*
– *Tabletten*   *3mal täglich 1–2 Tabletten*

Spitzwegerich (Plantago lanceolata), Blätter

Er gehört zu den meistverbreiteten «Unkräutern». Er reinigt und stärkt die Atemwege.

– *Aufguß*   *1–2 Eßlöffel Blätter, 10 Minuten ziehen lassen.*
– *Saft*   *3mal täglich 2 Teelöffel oder mehr*
– *Tabletten*   *3mal täglich 1–2 Tabletten*

Thymian und Feldthymian (Thymus vulgaris, Thymus serpyllum), Kraut

Diese beiden Pflanzen sind einander sehr ähnlich und besitzen dieselben Eigenschaften: hustenstillend, schleimlösend, sehr wirkungsvoll, antiseptisch. Empfohlen bei Erkältungen aller Art.

– *Aufguß*   *1–2 Teelöffel auf 1 Tasse Wasser, 10 Minuten ziehen lassen*
– *ätherisches Öl*   *3mal täglich 2 Tropfen in Honig, sehr stark und brennend*
– *Tabletten*   *3mal täglich 1–2 Tabletten*
– *Inhalation*   *5–10 Tropfen ätherisches Öl auf eine große Tasse heißes Wasser*

Waldföhre, Latschenkiefer *(Pinus silvestris)*, Nadelspitzen
Balsamisch und antiseptisch.
- *Aufguß*   *20–50 g Spitzen auf 1 Liter Wasser, 10 Minuten ziehen lassen*
- *ätherisches Öl* *3mal täglich 3 Tropfen*
- *Tabletten*   *(Spitzen) 3mal täglich 1–2 Tabletten*
- *Inhalation*   *10–15 Tropfen ätherisches Öl auf eine große Tasse heißes Wasser*

Wilder Majoran, Origano *(Origanum majoranum)*, Kraut
Krampflösendes Beruhigungsmittel (Husten), schleimlösend und auswurffördernd, besonders wirksam bei Halserkrankungen.
- *Aufguß*   *1–2 Teelöffel auf 1 Tasse Wasser, 10 Minuten ziehen lassen*
- *ätherisches Öl* *3mal täglich 1–2 Tropfen in Honigwasser. Sehr stark und brennend. Nur verdünnt einnehmen. Für Einreibungen nicht geeignet.*
- *Inhalation*   *5–10 Tropfen ätherisches Öl auf eine große Tasse heißes Wasser*

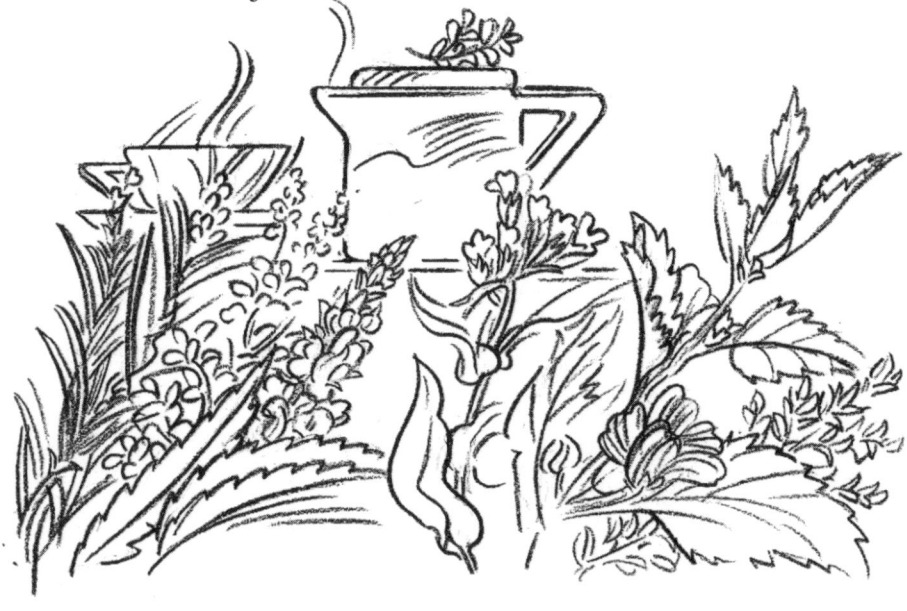

Kräutermischungen

- 20 g Malvenblüten (Flos malvae)
  20 g Eibischblüten (Flos althaeae)
  20 g Katzenpfötchenblüten
  (Flos stoechados)
  20 g Huflattichblüten
  (Flos farfarae)
  20 g Mohnblumen (Flos papaveris)   1 Teelöffel auf 1 Tasse
  20 g Veilchenblüten (Flos violae)   Wasser, 10 Minuten zie-
  20 g Königskerzenblüten (Flos verbasci)   hen lassen

- 20 g Gundelrebe
  (Herba hederae terr.)
  20 g Gemeiner Andorn
  (Herba marrubii alb.)   1–2 Teelöffel auf 1 Tasse
  20 g Thymian (Folium thymi)   Wasser, 10 Minuten zie-
  20 g Süßholz (Radix liquiritiae)   hen lassen

- 30 g Spitzwegerich
  (Flos plantaginis lanc.)
  30 g Huflattich (Flos farfarae)
  10 g Latschenkiefer
  (Summitates pini)
  10 g Isländisch Moos
  (Lichen islandicus)   1–2 Teelöffel auf 1 Tasse
  20 g Lungenkraut   Wasser, 10 Minuten zie-
  (Herba pulmonariae)   hen lassen

Weitere natürliche Entschlackungsmittel

Fußreflexzonenmassage
Siehe Tabellen und Anhang 2.

109

Ohren

Die Ohren sind als Organ nicht speziell für die Filterung und die Ausscheidung von Schlacken konzipiert wie etwa die Leber und die Nieren. Es gibt aber ein einfaches und sehr wirksames Verfahren zur Entschlackung durch die Ohren.

Die Methode stammt von den nordamerikanischen Hopi-Indianern und beruht auf hohlen Kerzen, auch «Ohrenkerzen» genannt.

Anatomie des Ohrs

Das, was wir gemeinhin Ohr nennen, ist nur der äußere Teil des Gehörs. Der 2,5 cm tiefe Gehörgang ins Innere des Kopfes läßt uns schon erahnen, daß die Ohren nicht nur aus der sichtbaren Ohrmuschel und dem Ohrläppchen bestehen. Der innere Teil des Gehörsystems ist nämlich weitaus wichtiger und umfassender. Er umschließt nicht nur die notwendigen Organe zum Empfang und zur Aufnahme der Töne (Hörapparat), sondern auch Organe, dank denen wir uns in Raum und Zeit zurechtfinden (Gleichgewichtsapparat).

Diese beiden Apparate bilden eine genau abgestimmte, vollkommene Einheit von Organen mit einem komplexen Netz von Höhlen und Gängen, die durch das am inneren Ende des Gehörgangs befindliche Trommelfell gegen äußere Eingriffe geschützt sind.

Der innere Teil des Ohrs ist jedoch kein in sich geschlossener Raum. Durch einen Gang – die Eustachische Röhre – ist sie mit dem hinteren Teil der Nasenhöhlen im Bereich der Nasen- und Rachenschleimhaut verbunden. Und dieser Verbindungsgang erklärt, warum Beschwerden oder Entzündungen in Nase und Hals sich auf die Ohren, z.B. als Otitis, und umgekehrt auswirken.

Von Blut- und Lymphgefäßen durchzogen, kann das Innenohr wie alle Organe Opfer einer schädlichen Ansammlung von

Schlacken werden, was zu Entzündungen (Otitis), Schwerhörigkeit durch Sklerose des Hörapparates, Gleichgewichtsstörungen (Schwindelgefühl, Ohrensausen) durch Sklerose des Gleichgewichtsapparates führen kann, oder ganz allgemein zu Kopfschmerzen, Migräne, Stirnhöhlenvereiterung, Ohrschmerzen.

Auch im äußeren Bereich können sich Schlacken ansammeln. Die Wände des Gehörgangs sind mit Talg- und Schweißdrüsen von besonderer Art belegt, die Ohrenschmalz, das «Wachs» der Ohren, absondern. Dieses Sekret, das ein Ausscheidungsprodukt ähnlich wie bei der Haut ist, tritt in mehr oder weniger großen Mengen auf. Wenn es sich aufstaut und verhärtet, bildet das Schmalz einen Propf, den man meistens durch eine Spülung des Gehörgangs mit eingespritztem Wasser entfernt.

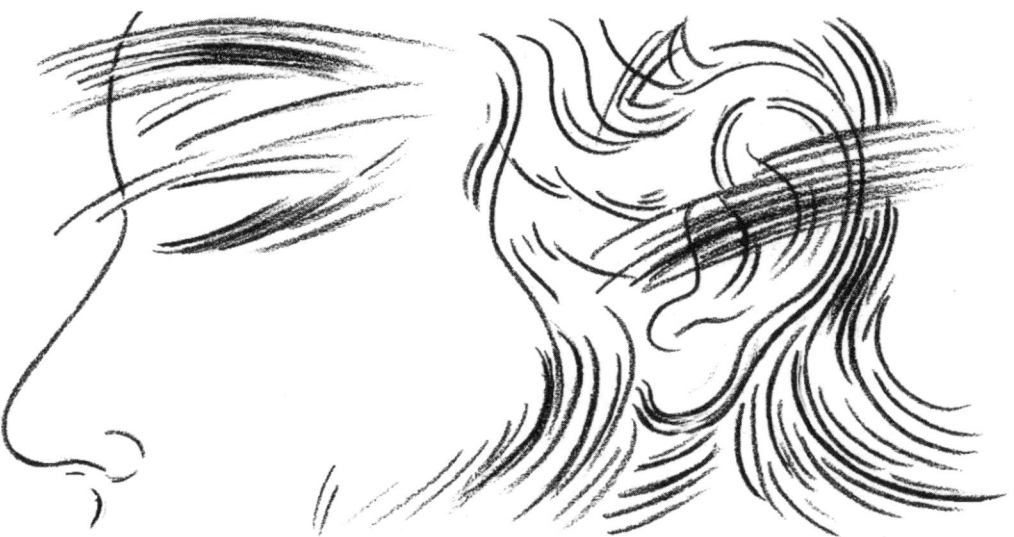

Ohrenkerzen der Hopi-Indianer

Die Hopi-Kerzen sind deshalb von Bedeutung, weil sie nicht nur wie die Spülung im Bereich des Gehörgangs wirken und diesen vom angesammelten Ohrenwachs oder dem Propf befreien, sondern die Blut- und Lymphzirkulation des inneren Ohrs aktivieren und damit die Ausscheidung der Schlackenstoffe fördern.

Diese röhrenförmigen Kerzen – daher auch Hohlkerzen – von etwa 20 cm Länge bestehen aus einem sehr leichten, gazeartigen Material, das mit Bienenwachs, welches mit pulverisierten Heilpflanzen und ätherischen Ölen angereichert ist, getränkt und gesteift wurde. Die Kerze wird dem liegenden Patienten senkrecht auf den äußeren Teil des Gehörgangs aufgesteckt und oben angezündet. Da sie keinen Docht hat, zündet man den Zylinder selbst an. Natürlich wird sie gelöscht, wenn sie bis auf Körpernähe abgebrannt ist. Bei richtiger Anwendung läuft der Wachs nicht, sondern verdunstet wie bei einer normalen Kerze.

Wirkungsmechanismus

Die Hopi-Kerzen wirken auf unterschiedliche Weise. Die bei der Verbrennung abgegebene Wärme strahlt mild und angenehm bis zum Fuß der Kerze aus und aktiviert den Zellenaustausch des Ohres.

Die in der Kerze aufsteigende Warmluft hat dieselbe Funktion wie ein Kamin; es entsteht ein Unterdruck, der die Unreinheiten aufsaugt und folgende Wirkung erzielt:

– Das im Gehörgang angestaute Ohrenschmalz wird nach außen gesogen. Dies gilt auch für die Propfen, die aber nur in mehreren Behandlungen komplett entfernt werden können. Die Wärme weicht das verhärtete Schmalz auf und ermöglicht das leichtere Herausziehen. Das Schmalz wird bis in den Fuß der Kerze gesogen und ist am Schluß des Vorgangs gut sichtbar.
– Die Aktivität der Schweiß- und Talgdrüsen wird angeregt und im Fall einer Verstopfung befreit, damit diese ihre Filter- und Ausscheidungsfunktion wieder aufnehmen können.
– Die Blut- und die Lymphzirkulation werden bis ins Innenohr beschleunigt. Dies führt zu einer besseren Durchblutung und Reinigung des Hör- und Gleichgewichtsapparates. Die be-

handelte Person fühlt sich leichter und freier im Kopf und hört besser; Kopfschmerzen nehmen ab oder verschwinden gänzlich.

Anwendung

Beide Ohren werden nacheinander behandelt. In akuten Fällen sind 3 Behandlungen täglich nötig. Bei einer Kur oder chronischer Erkrankung sieht man 2 Behandlungen wöchentlich vor. Hopi-Kerzen sind in Spezialgeschäften erhältlich.

Lymphsystem

Um zu den Ausscheidungsorganen zu gelangen, nehmen die Abfallstoffe den Weg über die Gefäße der Blutzirkulation oder das Netz der Lymphgefäße, das nebst anderen auch die wichtige Funktion der Entschlackung übernimmt.

Das Lymphsystem bildet sich aus Lymphkapillaren, die sich zu Lymphgefäßen vereinen.

Die 2 Liter Lymphe, die im Innern der Gefäße kreisen, bilden sich ständig aus den zwischenräumlichen, d. h. den extrazellulären Flüssigkeiten, durchdringen die Wände der Lymphkapillaren, bauen die Lymphe auf und erneuern sie, damit die Schlacken die organischen Gewebe verlassen können.

Eine große Zahl kleiner Lymphgefäße enden in einem Lymphknoten, aus dem ein einziges größeres Lymphgefäß herauskommt. Die größten dieser Lymphgefäße vereinen sich zum Lymphstamm. Der wichtigste unter ihnen ist der Milchbrustgang. Dieser Gang mündet im Bereich der unter dem Schlüsselbein liegenden Venen in den Blutkreislauf. Das bedeutet, daß die bis hierher mit dem Lymphfluß transportierten Schlackstoffe durch den Eintritt in die Blutbahn einem Ausscheidungsorgan zugeführt werden.

Die Blut- und die Lymphkapillaren arbeiten also gemeinsam an

113

der Ausschaffung der Verunreinigungen. Wenn der Venenkreislauf gestört ist, versucht das Lymphsystem durch größere Aktivität die Mängel des Blutsystems zu kompensieren. Im Gegenzug intensivieren die Blutkapillaren ihre Tätigkeit, um das Lymphsystem zu entlasten.

Die Lymphknoten sind gruppenweise entlang den Lymphgefäßen angeordnet. Ihre Rolle ist vielfältig, steht aber immer im Zusammenhang mit der humoralen Reinhaltung und der Verteidigung des Organismus. Besonders zahlreich sind sie im Hals-, Achsel- und Leistenbereich.

Die Lymphknoten sind Filterstationen zur Abwehr von Anstekkungen. Sie sind Produktionsstandort der Lmphozyten, der weißen Blutkörperchen. Wenn der Körper z.B. durch eine Infektion angegriffen wird, vermehren sich die weißen Blutkörperchen im Verhältnis zur Aggression. Als erstes reagieren die dem Angriffspunkt am nächsten gelegenen Lymphknoten. Entzündete Lymphknoten sind geschwollen, warm und druckempfindlich.

Die Arbeit der Lymphknoten kann unzureichend sein, so daß die Filtration, der Abbau und der Abtransport der Schlacken nur schlecht erfolgen. Und wenn die Lymphozytenproduktion erlahmt, ist der Körper gegen einen mikrobiellen Angriff nicht gewappnet und für Infektionen empfänglich.

Weitere lymphozytenbildende Organe sind Milz, Thymusdrüsen, Mandeln und Blinddarmfortsatz.

Die gute Funktion des Lymphsystems ist also von außerordentlicher Wichtigkeit. Sie trägt nicht nur zur Entschlackung bei, sondern übernimmt auch eine Schlüsselrolle in der organischen Abwehr.

Lymphdrainage

Die schon erwähnten Entschlackungsmethoden, die über die Ausscheidungsorgane wirken, beeinflussen auch das Lymphsystem, aber nur auf allgemeine und gänzlich unspezifische Weise.

Wir zeigen hier drei Techniken, die eine direkte und spezifische Wirkung auf das Lymphsystem haben:

Trockenfasten

Jede Trockendiät zwingt den Organismus, die Lymphsäfte anzuzapfen, um das Blutvolumen auf normalem Niveau zu halten. Der Verlust an Wasser durch Schweiß, Harn usw. wird bei einer Trockendiät nicht ausgeglichen. Der Organismus kann folglich nur in der außerzellulären Flüssigkeit, also in der Lymphe, die fehlende Flüssigkeit beziehen. Dies beschleunigt den Lymphkreislauf, was zu einem gesteigerten Erguß von Lymphe in die Blutzirkulation führt.

Für eine rasche Reinigung der Lymphe, die erfahrungsgemäß sehr langsam zirkuliert, ist diese Methode sehr wirkungsvoll. Aber die Ausführung ist nicht ganz einfach und sollte nur unter der Überwachung eines kompetenten Arztes erfolgen.

Die Vodder- oder lymphdrainierende Massage

Mit dieser extrem sanften und langsamen Massage können die gestauten Lymphknoten entstopft und die Fortbewegung der Lymphe in den Lymphgefäßen beschleunigt werden.

Sie ist sehr wirkungsvoll, aber wegen der Komplexität der Methode gehen wir nicht ins Detail. Interessierte Personen wenden sich an eine Spezialpraxis.

Fußreflexzonenmassage
Siehe Anhang 2.

Ausweichorgane

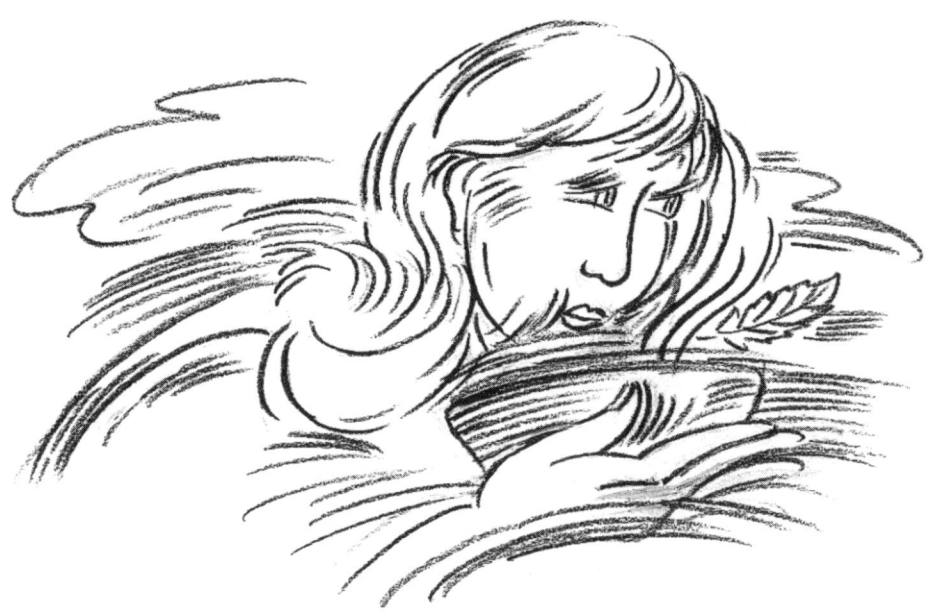

Verschiedene Abfallarten

Der Lebenswille des Körpers versucht, das humorale Milieu so rein wie möglich zu halten und die Abfallstoffe durch die Ausscheidungsorgane auszuleiten. Läuft die Ausscheidung nicht problemlos ab, redet man von Krankheit, die aber, wie wir jetzt wissen, nur vom Lebenswillen erzeugte und gesteuerte Reinigungskrisen im Sinne einer Selbstheilung sind.

Falls ein Organ mit der Ausscheidung der Schlacken mengenmäßig überfordert ist, gibt der Organismus deshalb seine Gesundungsbestrebungen nicht auf. Er leitet die Überproduktion zu einem anderen Ausgang um.

In gesundem Zustand findet die Umleitung von einem Ausscheidungsorgan zum nächsten völlig unbemerkt statt. Doch im

Erkrankungsfall tritt dieses Phänomen offen zutage und wird Krankheitstransfer genannt.

Bei einem Krankheitstransfer verschwindet eine erste Krankheit und wird von einer «neuen» ersetzt, die einen anderen Namen trägt, aber im Grunde genommen genau die gleiche ist.

Daß auf eine Ekzemkrise eine Asthmakrise folgt und umgekehrt, ist ein frappierendes und bekanntes Beispiel des Krankheitstransfers. Sobald das Asthma aufgrund der repressiven Behandlung genügend «zurückgestoßen» wurde, werden die Toxine zum Ausscheidungsorgan Haut umgeleitet und erscheinen dort als Ekzem. Wird die Ausleitung über die Haut durch symptombekämpfende Medikamente gestoppt, treten die Schlacken den umgekehrten Weg, hier zurück zur Lunge, an. In anderen Fällen werden die Schlacken zu einem alternativen Organ umgelenkt und äußern sich in neuen Störungen der Leber, des Herzens usw.

Der Beispiele gibt es genug, und jeder wird bei genauer Beobachtung feststellen, daß die Beschwerden nicht einzelne zusammenhangslose Angriffe sind, sondern eine einzige ständige Bemühung des Lebenswillens zur Reinhaltung des Terrains durch Ausscheidung der Schlacken. Das Ausweichen ist eine dem Überlebenswillen nachempfundene Technik. Die Ausweichpraktiken nutzen die Fähigkeit des Organismus, dieselben Schlacken durch mehrere Ausgänge zu entsorgen.

Bis jetzt haben wir immer von Abfallstoffen oder Schlacken allgemein gesprochen, als ob es nur eine Art gäbe und diese ohne Unterschied von irgendeinem Ausscheidungsorgan eliminiert werden könnte. Es gibt jedoch verschiedene Abfallarten, und jede wird durch ein bestimmtes Organ ausgeschafft.

In der Naturheilkunde unterscheidet man zwischen zwei Abfallarten: den Kristallen und den Leimen. Ihre Entdeckung verdanken wir nicht chemischen Analysen, sondern der bescheidenen Beobachtung von Krankheitsabläufen.

Kristalle

Die unter dem Begriff «Kristalle» gruppierten Schlacken sind flüssigkeitslöslich. Sie werden durch die Nieren und die Schweißdrüsen entsorgt, die mit dem Urin und dem Schweiß genügend Trägerflüssigkeit zur Ausleitung liefern.

Die Kristallabfälle sind hart und verletzend wie echte Kristalle. Der Sand morgens in unseren Augen und der, der unsere Gelenke zum Knirschen bringt, sind typische Beispiele von Kristallpräsenz.

Bei Ansammlung im Organismus verursachen sie meistens schmerzhafte Krankheiten, die nicht fließen. Unter «nicht fließen» ist zu verstehen, daß sie sich nur selten in Form von Eiterabsonderungen oder Katarrhen äußern.

Zur Kategorie der durch Kristalle verursachten oder kristalloidalen Krankheiten gehören akute oder chronische Rheumatismen, Ischias, Gallen-, Nieren- und Harnsteine, Nervenentzündungen, trockene Ekzeme usw.

Kristalle sind Überreste aus dem Proteinstoffwechsel: Abfallstoffe, die aus der Verdauung und Verwertung von eiweißreicher Nahrung wie Fleisch, Fisch, Eier, Milchprodukte, Hülsenfrüchte und Getreide entstehen. Die Harnsäure und der Harn gehören zur Gruppe der Kristalle.

Kristalle können sich auch durch ein Übermaß an sauren Nahrungsmitteln oder wertlosen Kohlenhydraten, wie raffiniertem Zucker oder Süßigkeiten, bilden.

Was immer auch die Ursache der kristalloiden Krankheit sein mag, die angewandte grundlegende Heilbehandlung basiert unmittelbar auf den Eigenschaften der Kristalle:

– Umstellung der Ernährung, indem man vorübergehend weniger kristallbildende Nahrungsmittel ißt.
– Anregung der Ausscheidungstätigkeit von Nieren und Schweißdrüsen

– Aufnahme von genügend Flüssigkeit, in der die Kristalle gelöst und ausgeleitet werden können.

Leime (leimähnliche, kolloiddisperse Materialteilchen)

Die unter dem Begriff «Leime» gruppierten Schlacken sind nicht flüssigkeitslöslich. Der zähflüssige, klebrige Nasenschleim etwa löst sich in Wasser nicht auf.

Wenn die Leime sich im Blut oder der Lymphe sammeln, spricht man von einer Blut- oder Lymphverschleimung.

Die Leime werden durch die Leber, die Därme oder die Talgdrüsen entsorgt. Die Galle, der Stuhl und der Talg leisten dabei Hilfe und sind Trägermaterialien. Wenn die Ausscheidungsorgane nicht genügend Leime ausscheiden, können die Atemwege als Ausweichorgane benutzt werden: Schleim, klarer Ausfluß und Speichelauswurf usw. sind Leime. Die Gebärmutter ist auch ein Notausgang, wenn sie Leime in Form von weißem Ausfluß absondert.

Die Krankheiten wegen Leimpräsenz oder kolloidalen Krankheiten sind im allgemeinen nicht schmerzhaft wie die kristalloiden Krankheiten. Es sind Krankheiten mit Ausfluß. Alle Katarrhe sind kolloidal: der Katarrh der Atemwege wie Asthma, Bronchitis, Sinusitis usw.; Hautkatarrhe wie nasse Ekzeme, Akne usw.; Katarrhe der Gebärmutter, der Verdauungswege u.a.m.

Die Leime sind Abfallstoffe einer Ernährung, die zu reich ist an Kohlehydraten aus Getreide, Brot, Teigwaren und zu reich an z.B. in Bratfetten enthaltenen Lipiden. Die langen Ketten der schlecht abgebauten Stärkemoleküle bilden Leime.

Die Heilbehandlung der kolloidalen Krankheiten erfolgt durch:

– die Ursachenbekämpfung mit einer angepaßten Ernährungsreform, also weniger oder gänzlicher Verzicht auf die verantwortlichen Nahrungsmittel

– Drainage der überschüssigen Leime über die entsprechenden Ausscheidungsorgane

– die «Austrocknung» des Organismus. Während die Aufnahme von viel Flüssigkeit bei der Ausscheidung von Kristallen hilfreich ist, können Leime besser abgestoßen werden, wenn man die Zufuhr verringert. Die nicht löslichen Leime neigen zur Sammlung in der Lymphe. Trinkt man einige Tage lang nur wenig, ist der Organismus gezwungen, Flüssigkeit aus der Lymphe zu entnehmen, um die Blutmenge auf normalem Niveau zu halten. Auf diese Weise gelangen die mit der Lymphe transportierten Leime in größerem Maß in den Blutkreislauf als sonst.

Umlenkpraktiken

Fassen wir den Zusammenhang zwischen Ausscheidungsorganen und Schlacken in einer Tabelle zusammen:

Schlacken	Leime	Kristalle
Hauptausscheidungsorgane	Leber – Gallenblase Därme Talgdrüsen	Nieren – Harnblase Schweißdrüsen
Nebenausscheidungsorgane	Atemwege Gebärmutterschleimhäute	Schleimdrüsen allgemein (Magen, Atemwege, Gebärmutter…)

Das Unterscheiden zwischen einem Haupt- und einem Nebenausscheidungsorgan steigert die Wirksamkeit der Kuren. Ein Hauptausscheidungsorgan befreit den Körper einfacher und reichlicher von seinen Schlacken als ein Nebenorgan.

Die Ausscheidungsorgane werden innerhalb ihrer Kategorie nach ihrer Bedeutung klassifiziert. Die Nieren filtrieren und leiten zum Beispiel mehr Abfallstoffe aus als die Schweißdrüsen und diese wiederum mehr als die Schleimdrüsen, wenn man erbliche oder erworbene Schwächen ausklammert.

Es geht hier also um das gesteuerte Umlenken der Toxine von einem Ausscheidungsorgan zu einem anderen. Das Ziel der angewandten Praktiken ist es, den überlasteten Ausgang vor Blockierung zu schützen, indem durch fortgesetzte dynamische Drainage ein anderer geöffnet wird. Die ausgelöste kraftvolle Ausscheidungsströmung saugt in gewisser Weise die Schlacken aus dem Organismus, einschließlich der sich im überlasteten Organ befindlichen. Eine tägliche starke Schwitzkur durch ein hyperthermisches Bad bewirkt eine intensive Absonderung von Kristallen über die Haut, denn die in den Nieren festsitzenden Abfallstoffe werden zur Haut umgeleitet.

Als oberstes Gesetz gilt, immer ein gleichartiges Ausscheidungsorgan zu benutzen. Wenn beispielsweise die Talgdrüsen mit Schlacken überlastet sind (Akne, fette Haut, Furunkel), ist es vorteilhafter, diese über die Leber oder die Gallenblase, die sich besser für Leime eignen, abzuführen als über die Nieren, die speziell für Kristalle zuständig sind.

Als zweites Gesetz gilt, daß die kräftigsten Ausscheidungsorgane, d.h. die obersten auf der Liste, zuerst genutzt werden. Da sie über größere Kapazitäten verfügen, ist die Umlenkung leichter realisierbar und wirksamer.

Eine Bemerkung zu den Partnern Leber – Darmtrakt: diese beiden Ausscheidungsorgane stehen in enger Verbindung miteinander. Sie liegen nacheinander auf dem Ausleitungsweg. Die von der Leber sekretierte Galle und die dort befindlichen Abfallprodukte werden in die Därme entleert und dann aus dem Körper ausgeleitet. Man muß also sicherstellen, daß bei einer Drainagekur die von der Leber ausgeschiedenen Abfälle von den Därmen ausgeworfen werden können.

Umlenken bedeutet also, die Schlacken durch ein anderes Organ zu entsorgen, als es der Organismus selbst getan hätte.

Verschiedene Gründe können für eine Umleitung sprechen:

- Am leistungsfähigsten und einfachsten arbeiten die Hauptausscheidungsorgane. Ist ein Hauptausscheidungsorgan überfordert, werden die Schlacken zuerst zu einem anderen, gleich- oder nächstrangigen weitergeleitet.

- Wenn sich z.B. eine Bronchitis in die Länge zieht und die Ausscheidung der Leime über die Atemwege nicht enden will, lenkt man sie zu einem anderen Ausscheidungsorgan für Kolloide um. Da die Lungen nun von dieser Belastung befreit sind, beruhigt sich die Bronchitis und heilt aus.

- Wenn die Flut der zum Ausscheidungsorgan hinausdrängenden Toxine überhandnimmt und die Gewebe des Filterorgans angreifen und diesem irreparable Schäden zufügen könnte, leitet man die Toxine zu einem anderen Ausscheidungsorgan um. Das überanstrengte, gefährdete Organ wird entlastet und geschont.

- Die Ausleitung der Kristalle durch die Schweißdrüsen verwandelt die Haut manchmal in eine großflächige offene, schmerzende Wunde. Fördert man die Ausscheidung durch Schwitzen, verschlimmert sich der Zustand der Haut, weil sie noch mehr beansprucht wird. Man muß sie im Gegenteil entlasten und die Schlacken zu einem gleichartigen Organ, den Nieren, umleiten.

- Zum Schutz der inneren Organe wie Herz, Leber usw. lenkt man die tiefsitzenden Schlacken zur Oberfläche, sprich der Haut. Dieses Ausscheidungsorgan hat den Vorteil einer doppelten Funktion als Organ für Leime durch die Talgdrüsen und als Organ für Kristalle durch die Schweißdrüsen. Die Haut ist auch ein sehr widerstandsfähiges Ausscheidungsorgan, dem man kräftige Drainagen zumuten kann.

- Manche Organe sind so überlastet, daß eine allgemeine Drainage zur Regenerierung des Terrains die inneren Organe in Gefahr bringen würde. Um die Abfallstoffe trotz allem zu entsorgen, wendet man sich zuerst an die Haut. Selbst wenn sie durch die Drainage etwas überanstrengt wird, kann man so die inneren Organe vor zusätzlicher Beanspruchung und Verletzungen durch giftige Schlacken schützen.

– In dringenden Situationen und zur raschen Erleichterung kann man einen künstlichen Ausgang erzeugen, zu dem das Übermaß der Giftstoffe geleitet wird. Die entsprechenden Techniken werden nicht oft angewandt, und wir sprechen sie hier nur an, um das Prinzip der Ausweichtechniken noch verständlicher zu machen.

– Durch den Aderlaß oder das Ansetzen von Blutegeln kann eine gewisse Menge an giftbelastetem Blut den Organismus rasch verlassen. Man kann auch ein entzündungsförderndes Produkt wie Terpentin, eine geteilte Knoblauchzehe, Krotonöl usw. auf die Haut auftragen. Je nach Aggressivität des Produktes bildet sich auf der Haut eine Blase oder Wunde, durch welche die abfallbelasteten Flüssigkeiten abfließen können (Ableitungsabszeß).

– Schafft man eine Ausscheidungsmöglichkeit in der Nähe der lokalisierten Beschwerden, verlassen die Schlacken den kranken Organismus auf dem kürzesten Wege.

– Zum Beispiel saugen zwei Reihen von 3 oder 4 beiderseitig der Wirbelsäule angesetzten Schröpfköpfen das überlastete und im Atembereich stauende Blut zur Hautoberfläche. Auf diese Weise kann man einer drohenden Asthmakrise zuvorkommen oder Lungenbeschwerden lindern. Die Gifte werden dem betroffenen Organ entzogen, ohne daß es selbst den Preis dafür zahlen muß.

Zur Umleitung der Abfallstoffe über die Haut eignen sich ebenfalls Tonerde- und Kohlwickel.

Die Tiefenreinigung

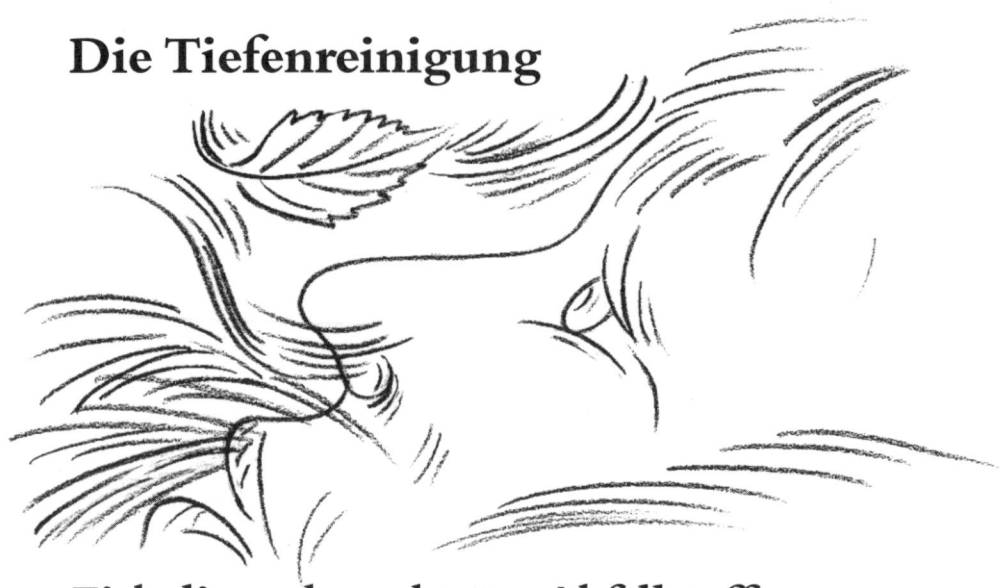

Zirkulierende und träge Abfallstoffe

Die Techniken zur Tiefenreinigung der Abfallstoffe haben den gleichen Zweck wie Drainagen: Ausscheidung der Schlacken. Nur werden bei diesen Entschlackungstechniken nicht die gleichen Abfallstoffe ausgeschafft. Die nun behandelten sitzen in den Tiefen der Gewebe fest, während die Drainage die zugänglicheren Schlacken im Umkreis der Ausscheidungsorgane entsorgen soll. Je nach Aufenthaltsbereich der Schlacken unterscheidet man zwischen zirkulierenden und immobilen oder trägen Abfallstoffen.

Zirkulierende Abfallstoffe

Sie werden als zirkulierende Schlacken bezeichnet, weil sie sich in Körperregionen mit hoher Durchblutungsgeschwindigkeit befinden. Deshalb sind sie auch leichter erreich- und abführbar.

Zirkulierende Abfallstoffe werden in den Ausscheidungsorganen gesammelt und dort im Prinzip in Kürze eliminiert. Es handelt sich um Substanzen, die sich noch im Darmtrakt, als Urin in der Harnblase oder Talg in den Talgdrüsen befinden.

Als zirkulierend werden auch jene Abfallstoffe bezeichnet, die sich wegen schlechter Ausscheidungsfunktionen im Gewebe der Organe ablagern: Galle, welche die Leberzellen übersättigt; Restsalze, welche die Nierenzellen verschmutzen usw.

Das Blut ist ein weiterer Aufenthaltsort zirkulierender Abfallstoffe. Es handelt sich um vom Blut transportierte Schlacken, einschließlich derer, die sich an den Wänden der Blutgefäße abgesetzt haben oder im Kapillarennetz sitzen. Sie befinden sich aber so nahe beim Ausgang, daß die Ausscheidungsorgane sie ausleiten können, sobald sie wieder ihre volle Leistung erbringen und der Kreislauf wieder optimal funktioniert.

Immobile oder träge Abfallstoffe

Das Blut durchläuft unseren Körper mit hoher Geschwindigkeit. Das extrazelluläre Serum und die Lymphe im Lymphsystem sind jedoch viel langsamer. Infolgedessen sind die in diesen Flüssigkeiten befindlichen Schlacken schwerer zu erreichen und auszuscheiden, weil der Transport zu den Ausscheidungsorganen nur sehr langsam abläuft.

Natürlich bewegen sich diese Abfallstoffe auch. Man bezeichnet sie als «immobil», um sie klar von den leichten und mobilen oberflächlichen Schlacken zu unterscheiden. Die immobilen Schlacken können auch als träge oder festsitzende Schlacken definiert werden. Manche sitzen schon so lange in den Tiefen des inneren Milieus, daß sie sich buchstäblich im Gewebe eingenistet haben und nur schwer zu vertreiben sind.

Generell ist die Ausscheidung der immobilen Abfallstoffe schwieriger, weil sie zuerst die Zellen verlassen müssen, um dann mit dem langsamen Fluß des extrazellulären Saftes bis zu einem Kapillargefäß zu reisen und von dort über ein Ausscheidungsorgan dem allgemeinen Kreislauf zugeführt zu werden.

Die Ausscheidung der trägen Abfallstoffe hängt also von der Menge der oberflächlichen mobilen Schlacken ab. Je toxinfreier die Organe und das Blut, desto leichter gelangen die tiefsitzenden Schlacken an die Oberfläche. Je nach Dauer kann ein zirkulierender Abfallstoff zu einem immobilen werden, weil die Schlacken sich in der Reihenfolge ihres Eintreffens wie Sedimente aufeinanderschichten und die ersten Ablagerungen von den folgenden in die Tiefe gestoßen werden.

Eine aufschlußreiche Tatsache bestätigt dies: Für Blutanalysen gilt, daß 0,7 g Harnstoff pro Liter Blut normal, 1–2 g ein schlechter Wert und mehr als 2 g sehr gefährlich sind. Es hat sich jedoch herausgestellt, daß bei einer Blutdialyse über 24 Stunden – während dieser Zeit wird dem Organismus die gesamte arterielle Blutmenge entnommen, durch einen Filter passiert, der den Harnstoffwert festhält, und anschließend durch eine Vene wieder eingeführt – 300–400 g Harnstoff herausgewaschen werden. 300–400 g Harnstoff waren nicht effektiv im Blutkreislauf gespeichert, da ja schon einige Gramm als tödlich gelten. Aber weil sie nicht normal eliminiert werden konnten, wurden sie in die extrazellulären Flüssigkeiten zurückgedrängt und konnten nur dank der Dialyse wieder an die Oberfläche gelangen.

Die immobilen Abfallstoffe werden also zu zirkulierenden, das heißt, daß sie ins Blut gelangen und leicht eliminierbar sind, weil sie nicht mehr durch die große Menge im Blut schon vorhandener Schlacken in die Tiefe gestoßen und gefangengehalten werden.

Wird die «Oberfläche» von zirkulierenden Schlacken befreit, fördert die Aufnahmekapazität der Ausscheidungsorgane das allmähliche Emporsteigen der trägen Schlacken. Der Vorgang ist allerdings oft viel zu langsam und unzulänglich, weil die Abfallstoffe meistens fest verankert sind.

Gewiß führt die Drainage der zirkulierenden Schlackstoffe schon zu großen Besserungen und vielen Heilungen. Doch manche Störfälle verschwinden erst nach einer tiefgehenden Reinigung der Abfallkrusten.

Die Entfernung von der Oberfläche bedarf spezieller Tiefenreinigungstechniken, die auf zwei Arten wirken.

Sie intensivieren den Verbrennungsvorgang bei den Zellen und zwingen den Organismus zum Abbau größerer Mengen von Brennstoffen und Schlacken. Die Schlacken setzen sich oft in der Tiefe fest, weil sie zu groß sind. Die Tiefenreinigung besteht also darin, die Schlackenstoffe an Ort zu verbrennen oder zu zerkleinern, damit sie aufsteigen und eliminiert werden können.

Die Tiefenreinigungstechniken verstärken ebenfalls den Austausch zwischen Zellkern und Zellenäußerem wie auch zwischen dem extrazellulären Saft und dem Blutkreislauf (bei den Kapillargefäßen). Der Kreislauf wird beschleunigt, der Austausch intensiviert und die Abfallstoffe leichter aus den Tiefen gefördert und den Ausscheidungsorganen zugeführt.

Bevor die Methoden näher erläutert werden, nehmen Sie sich einen Rat zu Herzen:

Übertreiben Sie niemals bei den Kuranwendungen zur Tiefenreinigung!

Dafür gibt es zwei Gründe. Wenn sie sich der Rolle der Toxine und der Reinigungsmöglichkeiten bewußt werden, wenden manche Menschen so intensive Kuren an, daß sie nicht nur die Toxine, sondern auch die Gesundheit verlieren. Vergessen wir nicht, daß das Gegenteil der Krankheit durch Übersättigung die Krankheit des Mangels ist.

Auslaugende, überlange und individuell unangepasste Tiefenreinigungskuren können dem Organismus die Vitalität rauben und zu Mangelerscheinungen führen, denn bei der organischen Reinigung werden den Geweben wertvolle und wichtige Nährstoffe wie Mineralsalze, Vitamine usw. entzogen.

Das Auftreten von mehr oder weniger heftigen Heilungskrisen spricht ebenfalls für ein gemäßigtes Vorgehen. Da den Heilungskrisen besondere Wichtigkeit zukommt, widmen wir ihnen ein gesondertes Kapitel.

Heilungskrisen

Um dieses Phänomen zu verstehen, muß man wissen:

– Der Organismus versucht ständig, sich über die Ausscheidungsorgane von schädlichen Substanzen zu befreien.
– Das Blut als organische Flüssigkeit hat bei der Selbstreinigung Priorität, denn die Funktion des Körpers hängt primär von seiner guten Blutzusammensetzung ab.

Normalerweise reinigen die Ausscheidungsorgane das Blut von den Abfallstoffen. Sind diese jedoch überlastet und die normale Zusammensetzung des Blutes gefährdet, drängt der Lebenswille in seiner Verzweiflung die Schlacken naturwidrig ins Innere des Organismus und in die Tiefengewebe.

Dieses unnatürliche Verhalten der Selbstvergiftung ist nur provisorisch, und der Lebenswille ist darauf bedacht, die Toxine bei der ersten sich bietenden Gelegenheit wieder an die Oberfläche zu holen, um sie aus dem Körper auszuleiten. Das ist der Fall, wenn die zirkulierenden Toxine aufgrund von Stimulationstechniken wie Tiefenreinigungskuren durch Fasten, einseitige Diäten und intensive Drainagen abnehmen. Die «Oberfläche» ist plötzlich frei; die Toxine tauchen geballt aus der Tiefe auf.

Diese brüske Rückkehr der Gifte äußert sich bei den Organen in heftigen und starken Ausscheidungen, weil sie den Arbeitsrhythmus wegen der anfallenden Schlackenmenge erhöhen müssen. Der Organismus ist also im Krisenzustand, eine Krise zur Rettung des Organismus. Deshalb heißen die Reinigungskrisen auch Heilungskrisen.

Heilungskrisen können auf sehr unterschiedliche Weise auftreten. Schließlich gleichen sie aber alle den bekannten Krankheiten: die Haut ist mit Pickeln übersät wie bei Akne oder entzündet sich flächenweise wie bei Ekzemen, die Atemwege können sich verstopfen wie bei einer Bronchitis, die Nase laufen wie beim Schnupfen oder Schleim sich festsetzen wie bei der Sinusitis, die Gelenke sich entzünden wie bei Rheumatismen usw.

Die Übereinstimmung der Merkmale wird uns nicht überraschen, da wir ja schon festgestellt haben, daß Krankheiten nichts anderes sind als vom Körper ausgelöste Heilungsversuche.

Obwohl die Krisen manchmal ziemlich spektakulär sind, währen sie nicht lange: einige Stunden bis einige Tage. Die Symptome verschwinden rasch, weil die provozierenden Schlackstoffe ja aus dem Körper entfernt wurden.

Heilungskrisen sind also positiv und wohltuend, weil sie den Körper von einer großen Toxinmenge befreien. Das muß man sich immer wieder vor Augen führen, denn das Auftreten dieser Krisen kann beeindruckend sein und nicht Vorgewarnte zum Abbruch der Kur bewegen.

Da sie nützlich sind, sollten die Heilungskrisen also nicht unterdrückt oder erstickt werden. Man muß sie jedoch insofern unter Kontrolle halten oder bremsen, als die Organe manchmal mit dem Rhythmus der Ausscheidung nicht Schritt zu halten vermögen, denn sie können durch den übermäßigen Schwall entzündungsauslösender Toxine angegriffen werden oder, noch schlimmer, aber auch seltener, sich verstopfen.

Die Gefahr von zu heftigen Heilungskrisen ist jedoch relativ gering, entstehen sie doch vor allem bei besonders geschwächten oder sehr verschlackten Personen: starken Rauchern, Konsumenten von übermäßig viel Medikamenten, Alkohol und/oder Fleisch. Im übrigen sind allzu intensive Krisen leicht vermeidbar. Durch sanfte Drainagen können die Toxine über meh-

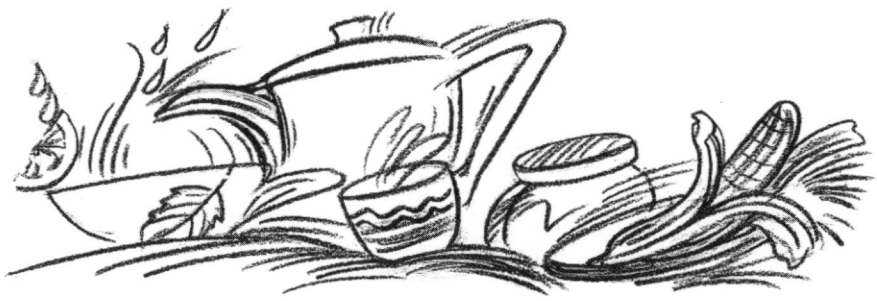

rere Monate verteilt gelöst werden, bevor man eine Tiefenreinigung in Angriff nimmt. Eine weitere Möglichkeit besteht darin, während eines oder zweier Monate eine Diät einzuhalten, die reich an Vitaminen, Mineralien und Spurenelementen ist, d. h. eine Ernährung einzuführen, die reichlich Gemüse, Früchte und nichtraffinierte Produkte (Vollwertgetreide, Weizenkeime, kaltgepreßtes Öl aus erster Pressung) enthält und mit Nahrungszusätzen wie Pollen, Bierhefe, Algenpulver, Gelee royale und Sanddorn ergänzt wird. Die große Zufuhr von reaktionsfördernden Nährstoffen steigert den Stoffwechsel und den Abbau der Toxine. Aufgrund des verbesserten Stoffwechsels kann ein Teil davon schon eliminiert werden, und der andere ist leichter zu entsorgen, weil die gespaltenen Abfälle von den Organen besser filtriert werden können.

Natürlich kann man auch eine generelle Drainage und eine vitamin- und spurenelementreiche Diät gleichzeitig machen.

Sollte trotzdem eine Heilungskrise auftreten, kann sie auf die eine oder andere Weise gezügelt werden:

– Das überforderte Ausscheidungsorgan durch Umleitung zu einem anderen Organ entlasten (siehe Ausweichpraktiken).
– Das Aufsteigen und die Ausscheidung der Toxine durch Provozieren einer Gegenbewegung bremsen. Diese bremsende Wirkung kann, ohne die Kur abzubrechen, durch eine starke, den Katabolismus behindernde Assimilationsbewegung erreicht werden, d.h. durch die Wiederaufnahme der gewohnten Ernährung. Durch die Nahrungsaufnahme konzentriert sich nun der Lebenswille auf die Verdauungsfunktion anstatt auf die Ausscheidungsarbeit. Die Nahrung enthält auch wieder frische zirkulierende Toxine, die ausgeleitet werden müssen, was automatisch den Ausscheidungsvorgang der tiefsitzenden Schlacken hemmt.

Vergessen wir in Anbetracht dieser Warnungen vor allzu heftigen Heilungskrisen nicht, daß die meisten leichter Natur sind, allgemein gut vertragen werden und keine Gefahr darstellen.

Tiefenreinigungstechniken

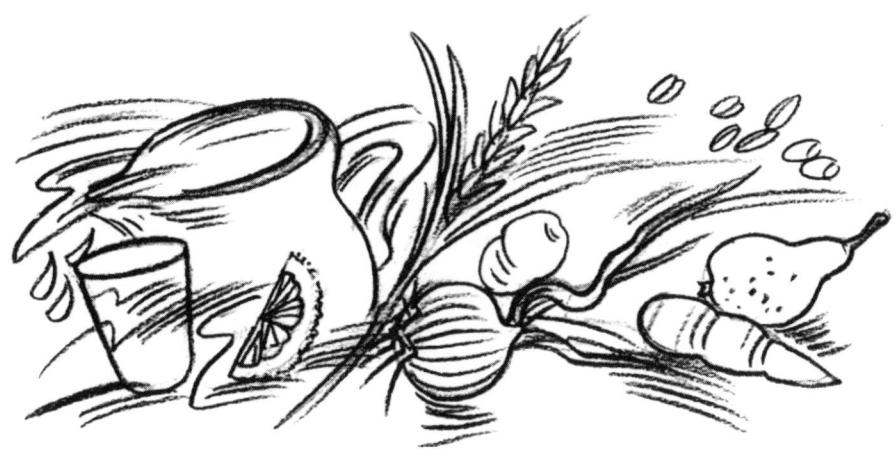

Fastenkur

Die Fastenkur ist ohne Zweifel das wirkungsvollste Mittel zur Tiefenreinigung.

Während der ganzen Fastenkur nimmt der Organismus keine feste Nahrung zu sich, nur Wasser. Um zu funktionieren, benötigt er außer Sauerstoff und Lebensenergie Treibstoff zur Verbrennung in den Muskeln, Aminosäuren zur Geweberegenerierung, Mineralien, Vitamine usw.

Wird ihm von außen kein fester Brennstoff zugeführt, muß der Organismus diese in seinem Inneren finden. Während der Fastenperiode absorbiert der Organismus also seine eigenen Gewebe dank einem Phänomen, das Autolyse genannt wird.

Die Autolyse ist die Verdauung (lyse) seiner selbst (auto), die im Innern der Zellen stattfindet. Das ist eine natürliche Erscheinung, die man zum Beispiel bei den Kaulquappen beobachten kann. Sie lösen ihren Schwanz auf, um ihr Wachstum zum Frosch fortsetzen zu können. Ebenfalls dank der Autolyse findet die Gebärmutter nach der Geburt zur normalen Größe zurück. Im Pflanzenreich liefert die Blumenzwiebel durch die Autolyse wichtige Nährstoffe für die Entwicklung der Pflanze.

Die Autolyse vollzieht sich dank der Enzyme, die auf die verschiedenen Stoffe, aus denen unser Organismus besteht, einwirken: Eiweiße, Fette, Zucker usw. Glücklicherweise geschieht sie nicht blind, indem sie völlig undifferenziert alle Gewebe angreift. In dem Fall würden unsere Organe schon kurz nach Beginn der Fastenkur zu Schaden kommen.

Tatsächlich werden bei der Autolyse die Gewebe umgekehrt zu ihrer Wichtigkeit abgebaut, d. h. die überflüssigen Gewebe und Substanzen für den Körperhaushalt werden zuerst aufgelöst und die wichtigsten zuletzt. Im übrigen scheint es, daß die lebenswichtigen Organe von der Autolyse fast komplett verschont werden. So haben Autopsien an Personen, die an Entkräftung gestorben sind, ergeben, daß die hochrangigen Organe wie Gehirn, Herz usw. nicht an Gewicht verloren hatten.

Der Lebenswille arbeitet mit Intelligenz, indem er zunächst die Autolyse der Schlacken, dann die der krankhaften Gewebe, der Tumore, der überschüssigen Fette usw. vornimmt. Erst danach folgen auch nützlichere Gewebe wie Muskeln, Haut usw.

Die logische Erklärung der Wirksamkeit des Fastens liegt im klugen Abbau der Gewebe bei der Autolyse. Während des Fastens greifen die Enzyme alle Abfallstoffe, wo immer sie sich befinden, an und spalten sie in brauchbare Energien. Die Toxine werden also als Energielieferanten verbrannt oder in kleinere, leichter zu eliminierende Partikel zerlegt. In der Folge verschwinden die Abfallstoffe aus dem organischen Gewebe, und das Terrain wird auch in der Tiefe gereinigt.

Nur wer begreift, daß Krankheit vor allem eine humorale Verschmutzung ist, erfaßt den Segen des Fastens für die Gesundung.

Die Fastenkur löst also das Problem der Ausscheidung der tiefsitzenden Gifte, indem sie diese an Ort und Stelle abbaut. Natürlich hängt die Menge von der Dauer der Kur ab.

Die Autolyse bewirkt ebenfalls die Aufarbeitung der Ausscheidungsprozesse. Die Schlacken aus der Nahrung, die Darmgifte und Rückstände aus dem Stoffwechsel nehmen während des Fastens ab. In unserem täglichen Leben produzieren wir wegen unserer Ernährungsgewohnheiten meistens mehr Schlacken, als wir eliminieren können. Während der Fastenkur findet genau das Gegenteil statt: Wir stellen weniger her, als wir ausscheiden. Der Organismus hat also die Möglichkeit, die zwangsweise in die Tiefen verbannten Abfallstoffe loszuwerden. Er kann die Altlasten abtragen und alle tiefsitzenden, durch die Autolyse gespaltenen Toxine an die Oberfläche holen und über das Blut und die Ausscheidungsorgane entsorgen. Das Auftauchen der Toxine kann die ersten Fastentage etwas unangenehm gestalten. Die freigesetzten Toxine verdicken das Blut und ändern seine Zusammensetzung, was sich in der physischen und psychischen Verfassung des Fastenden rasch bemerkbar macht. Er fühlt sich vielleicht niedergeschlagen, müde, demoralisiert oder bedrückt. Mehr oder weniger heftige Heilungskrisen können auftreten.

Die Abfallstoffe haben also die Gewebe verlassen, sind ins Blut gestiegen und zu den Ausscheidungsorganen geleitet worden. Damit die Aufarbeitung der Ausscheidungen problemlos abläuft, müssen die Ausgänge für den Ausstoß der Toxine weit geöffnet sein. Sonst würde nur der Standort gewechselt.

Abgesehen von der Autolyse und der Aufarbeitung der Schlakken regeneriert die Fastenkur die Gewebe.

Durch die Reinigung des Organismus und die vernünftige Verwendung der durch die Autolyse entstandenen Substanzen regenerieren sich die Gewebe. Da der Organismus nämlich nur noch den wichtigsten Teil seiner energetischen Masse behalten hat und nicht mehr gegen die Rückstände aus mehr oder weniger unverträglichen Nahrungsmitteln ankämpfen muß, kann er sich voll auf die Regenerierung seiner Gewebe konzentrieren.

Für die Autolyse wurden dem Organismus unwichtige Teile entzogen und zur Reparatur des beschädigten Gewebes verwendet. Man hat schon oft beobachtet, daß kleine Verletzungen sich während des Fastens bessern oder heilen oder daß nie vernarbende Wunden endlich zugehen. Diese Regenerierung erklärt sich auch durch die Ruhe, die der Organismus während einer Fastenkur genießt.

Wie fasten?

Das Fasten ist nicht nur eine Zeitspanne, während der man nichts ißt. Um die wohltuende Wirkung voll auszunutzen und jegliche Gefahr zu vermeiden, sind drei wichtige Punkte zu beachten:

der Fastenbeginn
das Fasten selbst
das Fastenende

Fastenbeginn

Wie wir gelesen haben, steigen während des Fastens viele Toxine aus der Tiefe an die Oberfläche und erreichen die Ausscheidungsorgane.

Der Fastenbeginn soll die Organe auf den Ansturm der Toxine vorbereiten und ihre Verstopfung verhindern. Deshalb werden zwei Vorsichtsmaßnahmen getroffen:

– Man stellt sicher, daß die Ausscheidungsorgane gut geöffnet sind, indem man ihre Funktionen anregt und sie mit Hilfe der diversen Entschlackungsmittel reinigt. Durch die Einnahme von Abführmitteln oder Einläufen reinigt man den Darmtrakt, öffnet die Hautporen durch einige Schwitzkuren, reinigt die Leber mit den leberfördernden und die Nieren mit harntreibenden Pflanzen.
– Die Nahrungszufuhr wird allmählich reduziert, damit der Organismus sich an den völligen Entzug gewöhnen kann.

Wenn die Ausscheidungsorgane nicht vorgängig geöffnet werden, können die Toxine nach der Autolyse den Organismus nicht verlassen, und die Reinigung findet nicht statt.

Wenn man vor der Fastenzeit nicht eine leichte Diät einhält, läuft der Organismus Gefahr, beim plötzlichen Wechsel völlig außer Kurs zu geraten. Selbst bei schonendem Vorgehen wird ihm in den ersten Tagen recht viel zugemutet, muß er doch die große Menge an zirkulierenden Toxinen eliminieren, welche auch bei leichter Diät freigesetzt werden.

Auch wenn das Fasten unerwartet schnell begonnen werden muß, sollen zumindest die Därme immer mit einem Abführmittel gereinigt werden. Eine Fastenzeit mit vollem Darm zu beginnen, der oft während mehrerer Tage nicht mehr geleert werden kann, weil die Nahrungsstimulation im Verdauungskanal fehlt, ist nicht nur unangenehm, sondern kann sehr gefährlich sein: es besteht ein Risiko zur Selbstvergiftung.

Das eigentliche Fasten

Während des Fastens nimmt man nur Wasser zu sich. Es kann warm oder kalt oder ein ungezuckerter Teeaufguß sein. Sobald dem Wasser Honig, Fruchtsäfte oder etwas Gemüse beigemischt werden, handelt es sich um keine Fastenkur mehr, sondern um eine Diät.

Wegen der Autolyse und der Aufarbeitung der Schlacken scheidet der Organismus auch nach mehreren Fastenwochen noch Abfallstoffe aus. Die Ausscheidungsorgane müssen also durch Drainagen weiterhin offen gehalten werden. Nach der Eliminierung der zirkulierenden Toxine ist der Weg frei, auf dem die tiefsitzenden Schlacken zu den Organen gelangen können.

Während der gesamten Fastenzeit wird die Funktion der Ausscheidungsorgane, wie übrigens jeder Austausch und Metabolismus, durch physische Aktivität stimuliert: flotter Marsch, Gartenarbeit, leichte Wassertherapie, Gymnastikübungen, Massage mit dem Rubbelhandschuh, tiefes Durchatmen usw. Dies ist um so wichtiger, als die Organfunktionen aufgrund der Nahrungssperre nicht mehr zur Arbeit angeregt werden.

Das gute Verständnis der Vorgänge während des Fastens verhilft zur einer positiven, zuversichtlichen Einstellung und zu unverklemmtem Funktionieren des Organismus.

Der Unkenntnis entspringende Angst führt zu Verkrampfung, Sperrung und Störungen der organischen Funktionen. So kann das Fasten nicht richtig ablaufen, und es ist besser, darauf zu verzichten.

Die optimale Dauer der Fastenperiode gibt viel zu diskutieren. Anhänger des ausgedehnten Fastens (mehrere Wochen) behaupten, daß die Natur uns ein unmißverständliches Zeichen zum Abbruch gibt: die Rückkehr des echten Hungers. Der wahre Hunger ist ein nicht zu unterdrückendes physisches Verlangen nach Nahrung, das nur durch Essen gestillt werden kann. Er läßt sich sehr einfach von der Eßlust oder dem Scheinhunger unterscheiden; diese verschwinden, sobald man sich auf etwas anderes konzentriert.

Man kann mehrere Wochen lang fasten, bevor echter Hunger auftritt, was aufgrund der individuell verschiedenen Willenskräfte, organisatorischer Faktoren oder der Umgebung aber nicht jedermann gegeben ist.

Die Anhänger einer kurzen Fastenperiode von 1 bis 3 oder 4 Tagen, eventuell einer Woche, die man alle paar Wochen wiederholt, meinen, daß die Kurzkur viel besser vertragen wird und bei gleichem Gewinn leichter zu verwirklichen ist.

Es gibt also kein unumstößliches Gesetz beim Fasten. Jeder muß seine persönlichen Möglichkeiten und seinen Zustand während der Fastenzeit selbst mit Vernunft einschätzen.

Abgesehen vom echten Hunger zeigen andere Zeichen an, wann das Körpervermögen des Fastenden überschritten ist und er die Kur abbrechen muß: allgemeine Erschöpfung, Pessimismus, Depression, zu großer oder zu schneller Gewichtsverlust, Schlaflosigkeit, Alpträume und vor allem der acetonartige Geruch des Atems. Heilungskrisen aufgrund der Reinigung des

Körpers sind eine normale Erscheinung während des Fastens. Nur wenn sie ausgesprochen heftig oder erschöpfend sind, erfordern sie den Abbruch der Kur.

Das Ende des Fastens

Verschiedene Vorkehrungen sollten getroffen werden, damit die während des Fastens ablaufenden Vorgänge nicht unterbrochen werden, da dies die Wirkung des Fastens mindern oder dem Fastenden schaden könnte.

Man kann vom Verdauungstrakt, der während der ganzen Fastenzeit fast lahmgelegt wurde, nicht verlangen, von heute auf morgen seine Arbeit wieder wie gewohnt zu verrichten. Der Wechsel wäre zu radikal, und er wäre dazu auch außerstande.

Die Wiederaufnahme von Nahrung muß allmählich erfolgen. In einer ersten Phase wird der Verdauungstrakt geweckt und in der zweiten mehr und mehr stimuliert, damit er nach und nach zu seinem alten Rhythmus zurückfindet.

Wie sollen die Nahrungsmittel beschaffen sein?

Sie sollen leicht verdaulich und so reizarm wie nur möglich sein, denn die Verdauungsdrüsen, die – rufen wir uns das in Erinnerung – in der Fastenzeit nicht beansprucht wurden, sind sehr empfindlich geworden. Wenn die Wiederaufnahme von Nahrung zu brüsk angegangen wird, findet man sich in der schwierigen Lage, daß der Fastende wieder essen soll, es aber nicht mehr kann, weil er die Nahrung nicht mehr verträgt.

Oft setzt sich die Autolyse noch mehrere Tage nach dem Fastenende fort, wenn die aufgenommene Nahrung sehr leicht ist. Also wählt man zum Wiedereinstieg eine möglichst verdauliche und problemlose Ernährung.

Die Ausstoßbewegung der Autolyseschlacken, die von den Zellen ausgehende und sich über das Blut zu den Ausscheidungsorganen fortsetzende Bewegung, kann ihre Richtung ändern,

137

wenn die verzehrten Nahrungsmittel leicht assimilierbar sind und sich schnell im Tiefengewebe verteilen. Die Toxine, die dank dem Katabolismus dem Ausgang zustreben, werden von der gegenläufigen Bewegung wieder mit in die Tiefe gerissen. Um dies zu vermeiden, wird man vorerst weder rohe Früchte und Gemüse noch Frucht- und Gemüsesäfte zu sich nehmen. Die Nahrungsmittel sollten sich so wenig wie möglich diffundieren, d. h. sich ausbreiten und vermischen können.

Wegen der Aufarbeitung der Ausscheidungen sollte die Ernährung bei der Wiederaufnahme von Nahrungsmitteln reichlich Faserstoffe enthalten. Die 600 m² Verdauungsdrüsen bauen während der ganzen Fastendauer die Schlacken durch ihre Wände ab. Nicht diffundierende Nahrungsmittel verhindern, daß diese Schlackstoffe wieder aufgenommen werden, und die faserreiche Nahrung beschleunigt ihre Ausscheidung.

Eine Ernährungsform erfüllt alle diese Ansprüche: der schon erwähnte Zellstoffbrei. Bei der Wiederaufnahme des Essens am Ende der Fastenperiode wechselt man während des Kochens zwei- bis dreimal das Kochwasser und salzt den Brei nicht. So entzieht man ihm die meisten seiner Nährwerte; er ist weniger diffundierend, noch leichter und problemloser zu verdauen. Durch seinen Faserreichtum fegt er wunderbar die Verdauungsdrüsen.

Hier ein Ernährungsbeispiel am Ende einer Fastenperiode. Die Dauer hängt von der Fastenlänge ab.

Erste Phase (oder Tag)	Zellstoffbrei mit Kochwasseraustausch
Zweite Phase	Zellstoffbrei ohne Kochwasseraustausch = dicke Suppe
Dritte Phase	dicke Suppe und Rohkost (Gemüse)
Vierte Phase	dicke Suppe und Rohkost, zusätzlich weißer Käse oder Quark, Früchte, danach beginnt man mit kleinen Mengen weiterer Nahrungsmittel und steigert allmählich

Man kann die Ernährung auch derjenigen nach spontanem Fasten bei fiebrigen Erkrankungen anpassen, indem man sich allmählich wie folgt ernährt:

Flüssige Schonkost
- Gemüsebouillon oder Kräutertee
- Fruchtsaft oder in Wasser gelöste Gemüse (gehören zwar zu den diffundierenden Nahrungsmitteln, sind aber trotzdem wertvoll)

Verflüssigte oder halbflüssige Schonkost
Zusätzlich zur flüssigen Schonkost, die man allmählich absetzt, nimmt man:
- geriebene Früchte
- Brei von rohen oder gekochten Gemüsen
- Gemüsesuppen, eventuell mit Grieß, feinen Teigwaren...
- Getreideabkochungen
- Früchtekompott
- Joghurt
- Grieß, feine Teigwaren

Feste Schonkost
- gekochte Gemüse und Kartoffeln
- Getreide
- Brot
- leichte Käsesorten
- Eier

Man kann die Fastenzeit auch mit einer anderen Diät beenden. Der Instinkt des Fastenden, das Gefühl für seinen Körper kann ihm dabei hilfreiche Ratschläge geben. Wichtig ist, daß die Regeln, die den Ablauf des Fastens bestimmen, verstanden werden, damit die Methoden und Mittel jeder Situation angepaßt werden können.

Läßt man sich von unumstößlichen Prinzipien, von präzisen, aber unverstandenen Regeln leiten, ist man schnell auf dem falschen Weg und hilflos, wenn etwas Unerwartetes eintritt.

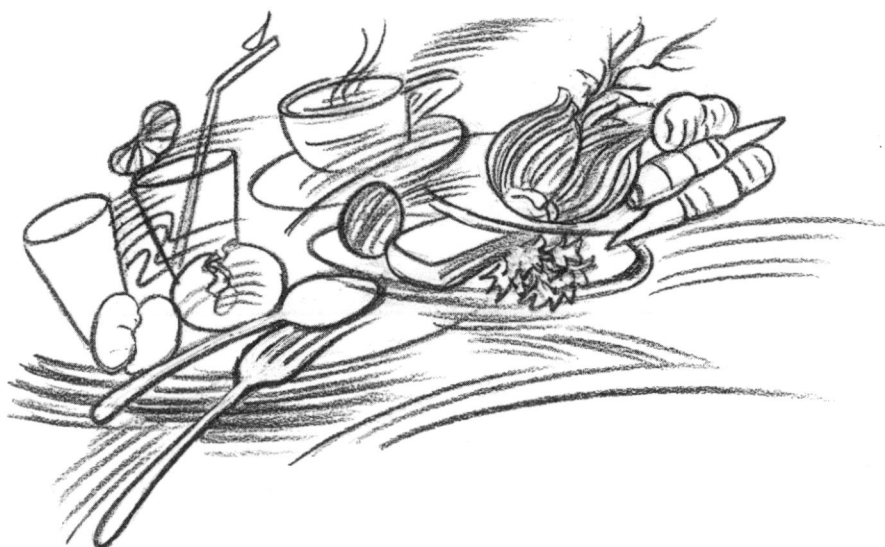

Diätkuren

Diätkuren, die auf eingeschränkter Ernährung beruhen, gehören zur Diätetik. Die Schon- und Spezialkost hingegen, die dem Organismus alle wichtigen Nährstoffe zuführen soll, gehört nicht dazu.

Diäten verfolgen ein therapeutisches Ziel und sind auf eine bestimmte Zeitspanne beschränkt. Spezialkost kann täglich über lange Zeit hinweg genossen werden.

Oft fühlt man sich nach einigen Tagen Diät so viel besser, daß man versucht ist, sie unendlich auszudehnen. Das ist ein Fehler. Wenn eine Diät, weil man sie mit der Spezialkost verwechselt, zu sehr in die Länge gezogen wird, leidet die physische und psychische Gesundheit oft mehr darunter, als wenn man nie eine Ernährungsumstellung vorgenommen hätte.

Je nach Diät kann die Einschränkung quantitativer oder qualitativer Natur und mehr oder weniger streng sein. Werden nur einige Nahrungsmittel abgesetzt, redet man von einer restriktiven Diät. Bei der Monodiät beschränkt sich die Ernährung auf ein Nahrungsmittel. Beim Fasten werden alle Nahrungsmittel abgesetzt; allein Wasser ist erlaubt.

Der therapeutische Wert der Diäten beruht auf der einge-schränkten Ernährung. Wie wir es schon bei der Fastenkur gese-hen haben, löst der Wegfall der Nahrung die Autolyse der Gewebe, die Abtragung der Altlastschlacken und eine Gewebe-regenerierung aus. Die gleichen Vorgänge finden bei der restrik-tiven Diät und der Monodiät auch statt. Proportional zur Strenge der Diät sind sie mehr oder weniger ausgeprägt. Je mehr die eingeschränkte Ernährung dem Fasten gleichkommt, desto intensiver der Ablauf der Autolyse, der Aufarbeitung und der Regenerierung.

Obwohl die Resultate beim Fasten viel ausgeprägter sind, ist die Spezialkost die bekanntere Methode. Weil gewisse Organismen nämlich große Abnutzungserscheinungen zeigen und für ihre Arbeit auf äußere Stimulation angewiesen sind, würde eine Nahrungseinschränkung den Anreiz zu sehr senken, die organi-schen Funktionen würden sich allzu stark verlangsamen, und die Autolyse wie auch die Aufarbeitung der Ausscheidungen wären rasch auf einem «toten Punkt» angelangt. Ein zur Untä-tigkeit verdammter Organismus verfügt nicht über die Kraft, die aus den Tiefen des Gewebes auftauchenden Toxine zu bewälti-gen und auszuscheiden. Im Gegensatz dazu stimulieren die Monodiäten und die restriktive Diät durch die Aufrechterhal-tung der Nahrungszufuhr die Arbeit des Organismus.

Bei weniger strengen Diäten als der Fastenkur verläuft die Rei-nigung von den Giftstoffen langsamer, aber auch weniger heftig. Es kann von Vorteil sein, durch die Wahl der Diät die Geschwin-digkeit und die Menge der Ausscheidungen zu kontrollieren. An Vitaminmangel leidende und ältere Personen wie auch große Fleischesser und Medikamentenschlucker ersparen sich heftige Heilungskrisen, wenn sie die restriktive Diät vorziehen. Sie gibt auch Menschen, die in ihrer Umgebung keine Unter-stützung genießen, aus irgendeinem Grund nicht zu einer stren-gen Diät fähig sind, weder eine Monodiät befolgen noch fasten wollen, die Möglichkeit, etwas für ihre Gesundheit zu tun.

Restriktive Diäten

Die Diät an sich ist eigentlich nicht restriktiv. Sie ist es nur im Vergleich zur normalen Ernährungsweise der betroffenen Person. Die vegetarische Diät, bei der kein Fleisch, aber die Nebenprodukte der Tiere gegessen werden, ist beispielsweise für den Fleischesser restriktiv, nicht aber für den Vegetarier, der sich immer von ausschließlich pflanzlichen Produkten ernährt.

Der Vorgang der Autolyse bei einer Diät hält nur so lange an, als der Organismus sich noch nicht an die neue Ernährung gewöhnt hat. Je geringer die Umstellung, desto schneller paßt sich der Organismus der neuen Ernährung an und desto schneller schwindet der Autolyseeffekt der gewählten Diät. Die Ingangsetzung bedarf neuer Einschränkungen. Wenn die Restriktionen sehr streng sind, wird sich der Organismus nicht daran gewöhnen. So sollte eine Diät auch nicht überdehnt werden.

Naturgemäß gibt es eine Vielzahl restriktiver Diäten. Damit jeder die ihm zusagende finden kann, hier einige Beispiele:

Mengenmäßig beschränkte Diäten

Bei dieser Diät ist jedes Nahrungsmittel zugelassen, allerdings in begrenzter Menge.

Die abgewogene Diät

Das Gesamtgewicht der täglich verzehrten Nahrungsmittel wird heruntergesetzt. Wieviel noch gegessen werden soll, ist individuell und muß ausprobiert werden. Zumindest soll sich die betroffene Person nicht «geschwächt» fühlen.

Minikaloriendiät

Die täglichen Menüs, die anhand von Kalorientabellen erstellt werden, liefern nur eine bestimmte Menge Kalorien.

In der Schweiz nehmen die meisten Leute mehr als 3000 Kalorien täglich zu sich. Mit einer Diät von 1500–2000 Kalorien pro Tag nimmt man schon eine wertvolle Beschränkung auf sich.

Pausendiät

Bei dieser Diätform werden regelmäßig ein bis zwei Mahlzeiten täglich übersprungen. Wenn man zum Beispiel das Frühstück ausläßt, beginnt das Fasten nach dem Abendessen und dauert bis zum nächsten Mittag, also etwa siebzehn Stunden.

Die Ernährung wird also nicht umgestellt, aber man ißt nur noch zweimal pro Tag.

Dreierdiät

Hier geht es um eine anzahlmäßige Beschränkung der Nahrungsmittel. Es können alle Nahrungsmittel auf dem Speisezettel stehen, aber jeweils nur drei pro Mahlzeit.

Diese Diät ist einschränkender und schwieriger zu befolgen, als es auf den ersten Blick den Anschein macht.

Beispiele:

– Käse – Kartoffeln – geriebene Möhren
– gekochte Möhren – Eier – Zwieback

Diäten mit qualitativen Einschränkungen

Die entsprechenden Nahrungsmittel werden sehr sorgfältig ausgewählt. Die Menge spielt keine Rolle.

Vegetarische Diät

Sie schließt jegliches Tierfleisch aus (Fleisch, Fisch, Schalentiere), jedoch nicht ihre Nebenprodukte (Milch, Käse und Eier).

Vegetabile Diät

Sie schließt alle Nahrungsmittel tierischen Ursprungs aus, also Fleisch und Nebenprodukte.

Rohkostdiät

Die Nahrungsmittel werden so verzehrt, wie die Natur sie wachsen läßt: roh. Obwohl im Prinzip alle Nahrungsmittel erlaubt sind, drängt sich eine Auswahl von selbst auf: Fleisch, Fisch, Getreide und Hülsenfrüchte werden rasch einmal frischen Früchten, Dörrobst, Ölfrüchten, Gemüsen, Milchprodukten und Eiern weichen.

Von manchen nur als rationelle Ernährungsmethode geschätzt, ist die Rohkostdiät eher eine wertvolle Kost. Von der Rohkost ißt man weniger und besser, weil man lange kauen muß und komplizierte, fette Zubereitungen mit Saucen und schwerverdauliche Speisen von vornherein ausgeschlossen sind.

Trennkost

Basierend auf der Erkenntnis, daß verschiedene Verdauungssäfte einander beeinträchtigen können, läßt die Trennkost bei einer Mahlzeit nur Nahrungsmittel zu, die einander keine Unannehmlichkeiten bereiten. Diese Ernährungsform kann bis aufs kleinste abgestimmt werden, doch im wesentlichen besteht sie aus einem Frühstück aus frischen Früchten, Dörrobst, ölhaltigen Früchten wie Nüsse, fettarmen Milchprodukten wie Quark, Joghurt; einem Mittagessen aus rohen und gekochten Gemüsen und einem stärkehaltigen Nahrungsmittel nach Wahl (Getreide, Teigwaren oder Kartoffeln); einem Abendessen aus rohen und gekochten Gemüsen und einem proteinhaltigen Nahrungsmittel (Eier, Käse, Fisch oder Fleisch).

Die Trennkost fördert die Verdauung, und ihre wohltuende Wirkung wird vor allem von Personen mit Verdauungsproblemen sehr geschätzt.

Eiweißarme Diät

Diese Diät setzt vor allem den Verzehr von proteinhaltigen Nahrungsmitteln, das heißt Fleisch, Fisch, Wurstwaren, Milch, Käse, Eiern, Hülsenfrüchten und Getreide auf ein Minimum.

Proteine hinterlassen stark toxische Abfallstoffe, die in der Leber neutralisiert und mit Hilfe der Nieren und der Schweißdrüsen aus dem Blut filtriert werden. Die stickstoffarme Diät empfiehlt sich also vor allem für Personen mit Leber-, Nieren- und Hautstörungen oder Beschwerden im Zusammenhang mit Kristallansammlungen wie Rheuma, Steine usw.

144

Kohlehydratarme Diät

Bei dieser Kost werden vor allem der raffinierte Zucker eingeschränkt sowie Nahrungsmittel, die Zucker in Form von Stärkemehlen enthalten, also Getreideprodukte, Mehle, Brot, Teigwaren, Kartoffeln, Marroni. Früchte sind davon nicht betroffen, weil Fruchtzucker nur wenig Verdauungsarbeit verlangt.

Der Zucker von mehlhaltigen Nahrungsmitteln und der Fabrikzucker werden im Stoffwechsel oft schlecht abgebaut, ermüden Leber und Bauchspeicheldrüse und lagern sich als Leime oder Fette in den Geweben ein. Die kohlehydratarme Diät empfiehlt sich für Fettleibige, für Personen mit Leber- und Bauchspeicheldrüsebeschwerden und für Personen mit kolloidalen Krankheiten wie Verschleimung der Atemwege usw.

Fettarme Diät

Bei dieser Kost werden fettreiche Nahrungsmittel gemieden: Butter, Sahne, die meisten Käsesorten und Milchprodukte, Pflanzenöle, fettes Fleisch und fette Fische, Brat- und Kochfette sowie ölhaltige Früchte.

Die Diät eignet sich besonders für Personen mit Verdauungsstörungen, zumeist im Leber- und Gallebereich, kardio-vaskulären Störungen oder Übergewicht.

Salzlose Diät

Diese Kost meidet alle salzreichen Nahrungsmittel: Meeresfische, Brot, Kuchen, Butter, Käse, Milch. Während der Kur wird das Küchensalz, selbst das Meersalz, aus der Küche verbannt.

Unser Organismus braucht zwar Salz, aber im Übermaß ist es schädlich. Die salzlose Kost eignet sich für Personen mit Nierenproblemen, Bluthochdruck, Fettleibigkeit durch Wasserretention, Ödemen usw.

Wer zuviel Salz verzehrt, kann seinem Organismus bei der Ausscheidung helfen, indem er große Mengen von salzlos zubereiteten Kartoffeln ißt. Kartoffeln verfügen über die positive Eigenschaft, überschüssige Salze zu entsorgen.

Monodiäten

Die Monodiät ist eine Kost, die sich auf den Verzehr von einem Nahrungsmittel beschränkt. Sie ist eine sehr strenge, dem Fasten ähnliche Diät, weil alle Nahrungsmittel außer einem einzigen abgesetzt werden. Die Verdauungsvorgänge werden also extrem vereinfacht und die so gewonnene Kraft in die Autolyse, die Aufarbeitung der Ausscheidungen und die Geweberegenerierung investiert.

Das Nahrungsmittel der Wahl kann, immer wenn sich ein Hungergefühl einstellt, in beliebiger Menge gegessen werden. Demzufolge wählt man etwas, das man gern hat, sich problemlos besorgen und während des Diättages in großen Mengen genießen kann.

Es sollte gesund sein, damit die wohltuende Wirkung der Diät durch die Nachteile des Nahrungsmittels selbst nicht vereitelt wird. Eine auf Fleisch oder Eiern basierende Monodiät hätte beispielsweise rasch Verdauungsstörungen und eine übermäßige Schlackenproduktion zur Folge.

Um die karge Monodiät etwas aufzulockern, kann man das Nahrungsmittel jeden Tag oder auch bei jeder Mahlzeit variieren. Hierzu einige Beispiele:

Monodiät auf Gemüsesaftbasis
Man wählt den Saft von einem oder mehreren Gemüsen – einen Cocktail –, der warm oder kalt genommen werden kann. Er wird nicht getrunken, sondern mit dem kleinen Löffel «gegessen», denn so stillt er den Hunger besser, und man entgeht der Gefahr, zuviel Saft zu verzehren.

Monodiät auf Fruchtsaftbasis
Man kann selbstgepreßte oder im Handel erhältliche Säfte ohne Zusätze von künstlichem Zucker oder anderer Art verwenden.

Früchte wie auch Gemüse haben die Eigenschaft, die Abfallstoffe zu lösen und die Ausscheidungsorgane zu stimulieren.

146

Die Zitronensaftkur ist dafür besonders bekannt. Sie kann als Monodiät oder als Begleitung zur normalen Ernährung Anwendung finden.

Der Zitronensaft wird mit etwas Wasser gemischt. Die Anzahl Zitronen wird täglich gesteigert. Man fängt mit einer halben Zitrone täglich an und erhöht die Anzahl allmählich auf den Saft von zehn oder zwölf pro Tag. Die Kur dauert also drei bis vier Wochen. Die wohltuende Wirkung der Ernährungseinschränkung wird von den positiven Eigenschaften der Zitrone noch unterstützt, denn sie löst und entfernt hartnäckige Schlacken aus dem Gewebe. Oft ist das Ergebnis außergewöhnlich; die Zitrone wird selbst ein Wundermittel genannt, doch ist sie nur für jene Menschen gut geeignet, die Säuren vertragen und abbauen können.

Für die anderen ist diese Kur ein völlig unbedachter Selbstmord. Normalerweise kann der Organismus die Säuren aus der Ernährung in Mineralstoffe umwandeln, und dann ist die Zitronenkur remineralisierend. Doch manche Menschen sind von den Säuren rasch überfordert, und die Kur hat genau die gegenteilige Wirkung.

Das verwirrende Phänomen der Demineralisierung durch Säurebildung erklärt sich wie folgt: Wenn der Organismus nicht mehr in der Lage ist, die Säuren umzusetzen, wird er von ihnen angegriffen und muß sie zu seinem Schutz neutralisieren. Die zur Neutralisierung notwendigen alkalinen Basisstoffe werden aus dem Mineralhaushalt des Körpers bezogen: aus den Knochen, Zähnen, Haaren, Schleimhäuten, dem Blut usw.

Die Demineralisierung der Gewebe macht sich durch das Auftreten von neuen Störungen oder die Verschlimmerung der alten Beschwerden, die man nicht fälschlicherweise als Heilungskrisen interpretieren sollte, rasch bemerkbar. Aus den erwähnten Gründen sind Zitronenkuren nur mit größter Vorsicht anzuwenden.

Monodiät auf Früchtebasis

Sie ist sehr wirkungsvoll und hat sich ausgezeichnet bewährt. Die Traubenkur ist sehr bekannt wie auch diejenige mit gedünsteten Äpfeln. Man kann auch Dörrfrüchte essen wie Rosinen, Datteln usw., in Wasser eingelegt oder nicht. Ölhaltige Früchte wie Mandeln und Nüsse sind umstrittener, da sie – ihr Name sagt es schon – reichlich Fette enthalten.

Aber es sei nochmals erwähnt, daß die Monodiät mit Früchten wie alle säurenenthaltenden oder säurebildenden Nahrungsmittel für demineralisierungsgefährdete Personen strikt untersagt sind. Sie sollten im Gegenteil alkalische Nahrungsmittel wie farbintensive Gemüse (außer Tomaten), Kartoffeln, Mandeln usw. essen.

Monodiät auf Gemüsebasis

Sie ist leicht und angenehm in der Durchführung, wird gut vertragen und kann nach Wunsch zubereitet werden. Man ißt die Gemüse gekocht oder roh, als Salat oder gedämpft.

Monodiät auf Getreidebasis

Die meistangewandte ist die Reisdiät, die aus der Makrobiotik stammt. Eine weitere bekannte Kur ist die Semmelkur. Sie beruhigt den Hunger, nährt nur wenig, und das Semmelbrot reinigt die Därme.

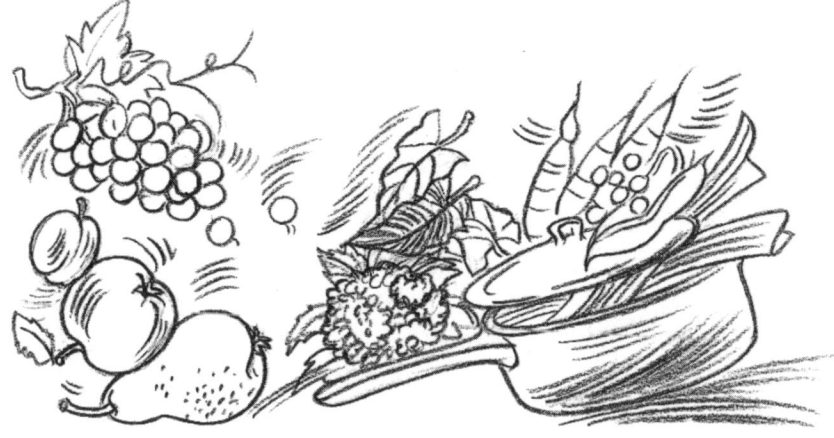

Kur mit destilliertem Wasser

Um die Wirkungsweise dieser Kur zu verstehen, muß man sich Wissenswertes über das Wasser in Erinnerung rufen.

- Wasser ist nie «rein». Es enthält immer Mineralstoffe und Mikroorganismen.
- Destilliertes Wasser erhält man aus dem Wasserdampfniederschlag im Destillierapparat. Es ist chemisch rein und enthält weder Mineralstoffe noch Mikroorganismen.
- Dieses gereinigte Wasser besitzt die Eigenschaft, problemlos verschiedene Stoffe aufzunehmen.
- Wenn zwei Flüssigkeiten mit verschiedener Dichte durch eine halbdurchläßige Membrane getrennt sind, gehen die Mineralstoffe der konzentrierteren Flüssigkeit in die weniger konzentrierte Lösung über, bis die beiden Flüssigkeiten die gleiche Dichte erreicht haben. Dies nennt man Osmose.

Das destillierte Wasser, welches wir unserem Organismus zuführen, wirkt folgendermaßen: es reichert sich auf seinem Weg mit den Abfallstoffen an. Wenn es von den organischen Säften getrennt ist, erfaßt es osmotisch einen Teil der sich darin befindenden Substanzen.

Bei den im destillierten Wasser aufgenommenen Schlacken handelt es sich um Restsalze, Kristalle, Säuren, Nährstoffe, Mineralstoffe usw. Das Wasser kann natürlich nicht selektionieren; es nimmt sowohl Schlackenstoffe wie auch nützliche Substanzen auf. Doch hat sich in der Praxis erwiesen, daß vor allem Schlacken ausgeleitet werden. Wahrscheinlich will der Körper sie mit allen Mitteln loswerden, oder sie sind weniger fest im Gewebe verankert als die Nährstoffe.

Bei zu langer Kurdauer besteht eine Demineralisierungsgefahr, was auch die Wirksamkeit der Methode unter Beweis stellt.

Übrigens: Je größer die absorbierte Menge des destillierten Wassers, desto größer der osmotische Druck, der die Schlacken mit sich reißt.

Anwendung

Die Anwendung muß immer auf die jeweilige Person abgestimmt sein, aber gemäß M. Hanish, dem wissenschaftlichen Urheber dieser Methode, besteht sie darin, daß man alle drei Stunden zwei Glas zu je 300 ml/3 dl destilliertes Wasser trinkt. Das Wasser wird innert einer halben Stunden in kleinsten Schlucken eingenommen. Frühmorgens fängt man mit 600 ml/6 dl an und wiederholt dies alle 3 Stunden. Auf den ganzen Tag verteilt, sind dies 6mal 600 ml/6 dl, also 3,6 Liter.

Natürlich – und das sei zu Beginn klargestellt – ist es unmöglich und nicht angezeigt, von heute auf morgen solche Mengen Wasser zu trinken. Man muß sich allmählich daran gewöhnen, und viele werden es nie schaffen. Die Kur kann übrigens auch bei kleineren Mengen nützlich sein. Man kann sich während der Kur völlig normal ernähren, doch der Appetit läßt wegen der getrunkenen Wassermenge schnell nach. Je nach persönlicher Widerstandskraft und Geschwindigkeit der Demineralisierung dauert die Kur zwischen drei und zwölf Wochen.

Man kann auch eine Fastenkur mit destilliertem Wasser machen. Sie wird dann aber auf einige Tage bis höchstens eine Woche reduziert. Das Wasser kann kalt oder warm getrunken werden.

Im Handel erhältliches Mineralwasser ist für die Kur genauso wirksam. Die mitreißende Wirkung schwächt sich etwas ab, das Problem der Mineralzufuhr ist weniger ausgeprägt.

Wirkungsweise

Die Absorption einer so großen Flüssigkeitsmenge liefert den Toxinen das Trägerelement, mit dem sie den Organismus verlassen können. Bei der Kur mit destilliertem Wasser wendet man das gleiche Prinzip an wie bei der Reinigung eines Flußbettes: Dank der Steigerung der Wassermenge werden die Rückstände weggeschwemmt, die sich dort wegen mangelnder Strömungsgeschwindigkeit angesammelt haben.

Zunächst nimmt das Wasser die Abfallstoffe aus dem Blut auf. Das von den Schlacken befreite und durch die wiederholte Zufuhr von reinem Wasser saubere Blut kann dann noch mehr Toxine aufnehmen. Wenn nun die Kapillargefäße ihrerseits von den stauenden Schlacken gereinigt werden, ist der Weg für die Ausscheidung der tiefsitzenden Gifte frei.

Das reine Wasser dringt bis in den hintersten Winkel und löst die Schlackenstoffe. Es zieht sie aus dem Gewebe, in das sie sich eingenistet haben, und schwemmt sie durch die Kapillarwände hindurch in den allgemeinen Kreislauf und zu den Ausscheidungsorganen. Die Kur mit destilliertem Wasser kommt einer regelrechten inneren Wäsche gleich.

Kontraindikationen

Personen, die an starker Demineralisierung leiden, sollten auf diese Kur verzichten. Das gleiche gilt für Menschen mit Herzleiden, weil die absorbierte Flüssigkeitsmenge den Herzmuskel mit einer großen Mehrarbeit belastet.

Personen mit angeschlagener Vitalität können die Kur durchführen, sollten aber Trinkmenge und Kurdauer verringern.

Krafttraining

Jeder langwährende physische Kraftaufwand hat die Verbrennung der im Gewebe gespeicherten energetischen Reserven zur Folge. Je intensiver und länger die Anstrengung, desto mehr werden die Reserven angezapft. Aber nicht nur die energetischen Stoffe werden abgebaut, sondern auch die im Gewebe angesammelten Schlacken.

Physische Anstrengung zwingt zu einer größeren Sauerstoffaufnahme, was zur besseren Zelloxidation (Überführen eines Stoffes in höhere Wertigkeit durch Sauerstoffzufuhr) führt. Abfallstoffe werden durch Oxidation abgebaut.

Wenn eine unter Bewegungsmangel leidende Person sich körperlich anstrengt, ist sie rasch einmal völlig ausgepumpt, das heißt, daß der energieliefernde Prozeß von Abbau und Oxidation nicht mehr fortgesetzt werden kann. Mit dem Training verringern sich die Schwächeanfälle, denn der Organismus gewöhnt sich an die immer tiefer greifende Oxidation.

Die überdurchschnittliche Sauerstoffaufnahme der Zellen und der durch die physische Anstrengung bedingte erhöhte Energiebedarf fördern die Verbrennung der Schlacken und der Überschüsse bis in den Zellenbereich. Das bedeutet, daß die immobilen Toxine, die mehr oder weniger fest im Gewebe sitzen, an Ort und Stelle abgebaut werden.

Um eine effektive Tiefenwirkung zu erzielen, muß die physische Anstrengung so groß sein wie beim Radsport, Lauftraining oder beim Langlauf. Das geht leider meistens über den natürlichen und physiologischen Kraftaufwand hinaus.

Will man trotzdem vom Segen dieser Methode profitieren, aber sich nicht so fest engagieren wie bei den vorgenannten Sportarten, kann man sich allgemein mehr körperliche Betätigung gönnen oder diese über kurze Perioden während der Ferien oder am Wochenende steigern.

Im Alltag kann man – immer gemäß den persönlichen Möglichkeiten – sich dazu zwingen, vermehrt die eigenen Muskeln als die von Maschinen zu gebrauchen. Da sind Auto, Fahrstuhl usw. angesprochen.

In den Ferien sind Wanderungen in den Bergen, lange Fußmärsche oder Fahrradtouren, Streckenschwimmen usw. angezeigt.

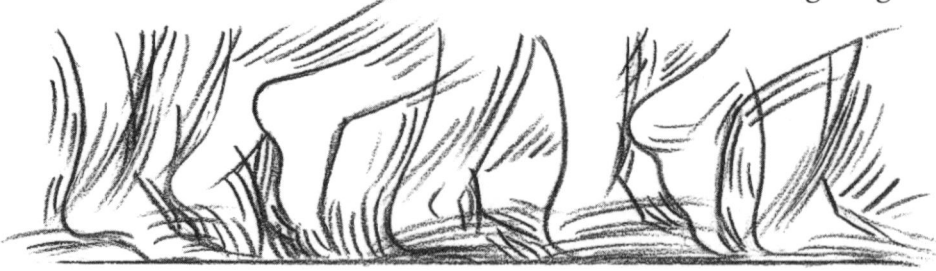

Das Wärmebad

Zusammen mit dem Fasten ist das Wärmebad eines der wirksamsten therapeutischen Mittel zur Tiefenreinigung und Drainage der Toxine, welche die organische Materie übersättigen. Alle können es anwenden, und es ist leicht durchzuführen.

Anwendung

Man beginnt das Bad bei etwa 37 Grad. Nach und nach läßt man heißes Wasser einlaufen und erhöht so allmählich die Temperatur bis zur Toleranzschwelle. Obwohl sehr heiß, soll das Bad gut verträglich sein, und man soll sich darin wohlfühlen. Es ist nicht das Ziel, die höchstmögliche Temperatur zu erreichen, sondern das Bad auf eine Viertelstunde auszudehnen. Je nach persönlicher Empfindlichkeit wird die Temperatur zwischen 38 und maximal 42 Grad liegen.

Das hyperthermische Bad soll dem Organismus viel Wärme zuführen. Wenn die hohen Temperaturen schlecht vertragen werden, kann man sich mit weniger begnügen und dies mit einer längeren Badezeit wettmachen.

Man muß den Organismus unbedingt langsam an das hyperthermische Bad gewöhnen und sowohl die Temperatur wie auch die Badezeit über mehrere Wochen nur allmählich steigern, ohne jemals die absolute persönliche Maximalwärme zu erreichen. Als Vorsichtsmaßnahme und um den Blutandrang im Kopf zu vermeiden, kann man eine kalte Kompresse auf die Stirn legen.

Selbst wenn die Temperatur gut vertragen wird, soll der Körper nur ganz langsam ins Bad gleiten. Der Organismus wehrt sich nämlich gegen den brüsken thermischen Angriff, indem er seine Poren schließt. Diese werden sich dann nur langsam während der Badezeit öffnen, und damit geht ein Teil der erhofften positiven Wirkung verloren.

Nach Beendigung des Bades steigt man langsam aus dem Wasser und ruht sich, in ein Frottiertuch und eine Decke gewickelt, eine halbe Stunde aus. Die Liegezeit fördert den Schwitzprozeß und die Rückkehr des Organismus zum gewohnten Rhythmus.

Je nach Vitalität kann man mehrere Wochen lang täglich ein Bad nehmen oder eins alle zwei bis drei Tage über mehrere Monate verteilt. Die Abendstunden eignen sich besonders gut, weil das Bad den Organismus entspannt und den Schlaf fördert.

Wirkungsweise

Von warmem Wasser umspült, nimmt der Körper rasch Wärme auf. Seine Temperatur steigt, was sich mit einem Fieberthermometer im Mund leicht überprüfen läßt. Das Wärmebad löst künstliches Fieber aus, das dieselben Konsequenzen wie natürliches Fieber hat.

Erinnern wir uns daran, daß Fieber eine natürliche Abwehrmethode unseres Organismus ist, um die Stoffumwandlung zu intensivieren und den Austausch zu beschleunigen, damit die Schlacken, die unser organisches Terrain übersättigen, schneller verbrannt werden. Fieber ist also eine gesundheitsfördernde Abwehrreaktion zur Wiederherstellung des humoralen Milieus. Ohne Fieber würde der Organismus hoffnungslos mit Abfallstoffen überladen und hätte keine Möglichkeit, durch eine Reinigungskrise seinen Rückstand aufzuholen.

Durch eine Wärmebadkur beugt man den Folgen der Verschmutzung vor, indem man das Terrain, das organische Bett, vor dem Ausbrechen der drohenden Krankheit reinigt.

Während des Fiebers, wenn die Verbrennungsvorgänge intensiver sind, dienen die im Organismus befindlichen Schlacken als energetische Ressourcen. Die immobilen eingenisteten Gifte werden verbrannt.

Ihr Nachteil ist nicht nur ihr Versteck im Gewebe, sondern oftmals auch ihre Größe, die eine Ausleitung auf normalem Weg verhindert. Die Fieberhitze zerteilt die großen Toxine in kleinere Partikel und ermöglicht so ihre Ausscheidung.

Natürlich empfindet der Organismus die Wärme des Wassers als Angriff auf seinen thermischen Rhythmus. Er wird reagieren und sich auf drei verschiedene Arten, die als Mittel zur Tiefenreinigung und Ableitung der Schlacken zu verstehen sind, zur Wehr setzen:

Die Gefäße weiten sich, denn der Organismus öffnet sich so weit wie möglich, um die Wärme abzuleiten. Die Dehnung der Gefäße findet vor allem bei den Kapillaren statt, die bei der Durchblutung der organischen Tiefengewebe eine wichtige Rolle spielen.

Wenn die Kapillaren sich weiten, nimmt die Austauschfläche zwischen Zellgewebe und Blutzirkulation zu. Dies fördert den Katabolismus und die Ausscheidung der Gifte aus den Zellen. Zwingt man die Kapillaren sich auszudehnen, kann die Durchblutung in dem fast toten Gewebe, das wegen der Überlastung mit Toxinen einem Sumpf oder wegen der schlechten Kapillarfunktion einer Wüste gleicht, wiederhergestellt werden.

Verschlossene, verkrampfte und verstopfte Kapillaren versperren den Weg zum Abtransport der tiefsitzenden Gifte. Durch die Ausweitung der Kapillaren öffnet das Wärmebad den eingenisteten immobilen Toxinen einen Ausgang. Sie werden freigesetzt, gelangen in den Blutkreislauf und von dort in ein Ausscheidungsorgan, das sie ausleiten kann.

Das Wärmebad zwingt die Kapillaren zu einer wahren Heilgymnastik. Die regelmäßige Anwendung verbessert das funktionelle Aktionsfeld der Kapillaren gewaltig mit allen positiven Konsequenzen für die Gesundheit.

– Der Blutkreislauf wird beschleunigt, damit das Blut nicht zu lange mit der Wärmequelle in Berührung bleibt und um das überhitzte Gewebe durch die Zufuhr von frischem Blut zu kühlen.

– Die größere Strömungsgeschwindigkeit reißt die auf den Gefäßwänden abgelagerten Schlacken mit sich und führt sie zwecks Filtration zu den Ausscheidungsorganen. Außerdem fördert der beschleunigte Blutkreislauf die Beschleunigung der Lymphzirkulation, die wegen ihres trägen Flusses nur eine langsame Eliminierung der Toxine zuläßt.

– Die Haut schwitzt, um einen Wärmeverlust durch Verdunsten des Schweißes herbeizuführen. Das Schwitzen hat schon im Bad begonnen, währt aber noch etwa zehn Minuten nach Ende. Auch dadurch werden viele Gifte ausgeschieden.

Bemerkungen

Wenn man das aufbauende Vorgehen bei den Anwendungen außer acht läßt, provoziert man eine massive Ablösung der tiefsitzenden Gifte (Reinigungskrise). Die Gifte gelangen plötzlich an die Oberfläche, mischen sich unter die zirkulierenden Gifte im Blut und können das Ausscheidungsvermögen der Organe völlig überfordern. Sehr unangenehme Beschwerden etwa in Form von Kopfschmerzen und Übelkeit können auftreten. Dem läßt sich durch eine langsame Vorgehensweise und die Drainage der zirkulierenden Toxine vor Beginn der Wärmebadkur zuvorkommen.

Das Wärmebad wirkt vor allem durch die Wärmezufuhr. Zusätzlich kann man die Situation der weit geöffneten Poren nutzen, indem man dem Wasser Aufbereitungen von Heilpflanzen beigibt. Schweißtreibende Tees können vor und während des Bads getrunken werden, um die Arbeit der Haut zu stimulieren. Mit einer Rollmassage lassen sich die Poren reinigen.

Folgendes wird häufig am Wärmebad kritisiert:

– Es sei schädlich für das Herz.
   Es stimmt, daß das Herz während des Bads mehr Arbeit leisten muß. Aber das Herz ist ein Muskel und verträgt wie alle Muskeln einen gesteigerten Leistungsrhythmus, wenn es allmählich dazu erzogen wird.

– Die Elastizität der Gewebe werde durch das Bad geschwächt (Schwangerschaftsstreifen, Senkung der Brüste usw.).
Manche Personen haben eine Veranlagung dazu. Sie sollten das Bad oder die Ruhepause zur Wiederbelebung der Gewebe mit einer kalten Dusche abschließen und die Dauer und die Häufigkeit der Anwendung nicht übertreiben.

– Es sei schädlich für die Krampfadern.
Theoretisch nein, ganz im Gegenteil, denn durch die Förderung der Blutzirkulation sollten sich diese zurückbilden. Aber in der Praxis ist das nicht immer der Fall. Man kann also probieren, die Beine außerhalb des Wassers zu lassen und sich nach dem Bad kalt abzuduschen. Vor allem sollte man nach dem Bad die stehende Position vermeiden, damit das Blut nicht in die Beine sinkt. Es ist besser, sich mit hochgelagerten Beinen hinzulegen. Sollten die Krampfadern sich trotzdem vergrößern, muß auf das Wärmebad verzichtet und ein anderes Mittel gewählt werden.

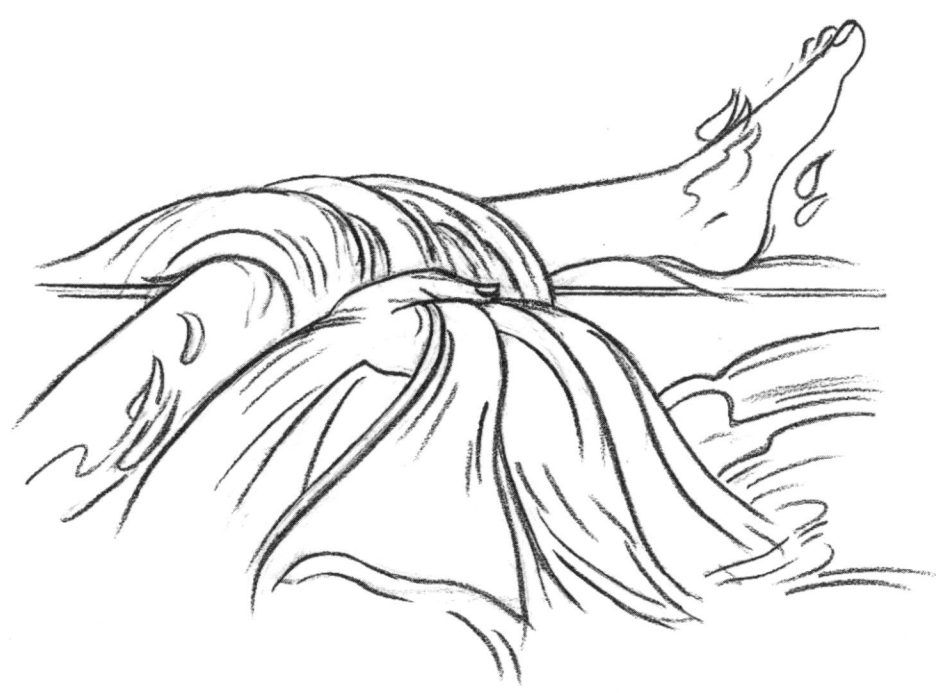

Tonerdewickel

Lehm ist die Tonerde des Töpfers, das Material, mit dem Backsteine und Dachziegel hergestellt werden. Als Wickel, Kataplasma oder Umschlag angewendet, führt die Tonerde zu erstaunlichen Heilerfolgen. Diese Eigenschaften sind zwar nur schwer erklärlich, werden aber durch die Praxis belegt.

Die Tonerde hat die Fähigkeit, andere Substanzen zu absorbieren. Sie kann auch Substanzen durch durchlässige Wände pumpen. Ein in Tonerde gepacktes Ei verliert im Gegensatz zum freigelagerten Ei dreimal mehr an Gewicht, ohne daß die Schale zerbricht. Diese Fähigkeit der Tonerde, Schlackenstoffe aufzunehmen und festzuhalten, wurde seit je zum Waschen, Entfärben, zur Tilgung von Gerüchen usw. genutzt.

In der Heilkunde wird die Tonerde für Umschläge eingesetzt, um die organischen Schlackenstoffe aufzusaugen. Daß man die Schlacken im Hautbereich, einen Pickel oder einen Abszeß herausziehen kann, ist sicher leicht begreiflich. Aber die Tonerde wirkt nicht nur an der Oberfläche, sie kann sogar tief in den Organen eingelagerte Abfallstoffe herausziehen. Durch das tägliche Auflegen eines Umschlags können die unter dieser Stelle liegenden Stoffe aus dem Körper gesogen werden. Sind diese einmal ausgeleitet, zieht der Ansaugdruck, der sich durch die regelmäßige Anwendung aufbaut, auch die vom Kataplasma weiter entfernten, tief im Gewebe verborgenen Toxine an die Oberfläche, die nun dank der ersten Umschläge frei von zirkulierenden Schlacken ist.

Die Tiefenwirkung der Tonerdewickel wird also durch Regelmäßigkeit der Anwendung erreicht. Gewisse Organismen scheinen sich mit dem Lehm nicht gut zu vertragen. Doch dann eignen sich meistens die Kohlblätterwickel.

Wie macht man einen Tonerdewickel?

Zubereitung des Breis

Ein nichtmetallisches Gefäß mit der geschätzten Menge trockener Tonerde füllen. Wasser hinzufügen, aber nicht rühren. Die Tonerde soll sich vollsaugen. Nach etwa einer Stunde hat sie gleichmäßig Feuchtigkeit aufgenommen, was beim Rühren nicht der Fall gewesen wäre. Sie soll einen festen, glatten Brei bilden und nach dem Auftragen nicht laufen.

Auftragen des Wickels

Er wird direkt auf die Haut aufgetragen, außer es befände sich dort eine offene Wunde. Bei behaarten Hautteilen kann man zum Schutz ein Stück Gaze darunterlegen.

Mit dem Holzspachtel streicht man die Masse auf den Körperteil; das Kataplasma sollte etwas größer als die zu behandelnde Oberfläche sein.

Die ersten Wickel haben nur einen halben Zentimeter Stärke. Um die Wirkung zu steigern, trägt man sie immer dicker auf, bis sie drei oder vier Zentimeter erreichen.

Zum Schutz vor dem Schmutz wickelt man locker ein Tuch darum.

Warme oder kalte Wickel?

Der Tonerdewickel ist im allgemeinen kalt. Man bereitet ihn mit kaltem Wasser zu und läßt ihn bei Raumtemperatur ruhen.

Kalte Wickel werden vor allem bei entzündeten, geschwollenen Organen verwendet oder bei örtlichem Fieber. Die Kälte des Umschlags wirkt entzündungshemmend und abschwellend und ergänzt die drainierende Eigenschaft der Tonerde.

Der warme Wickel wird nur angewandt, wenn der Organismus aus den vorgenannten Gründen nicht schon «erhitzt» ist oder wenn es ihm an Vitalität fehlt, um auf den kalten Umschlag zu reagieren. Die wohltuende Wirkung der Anwendung beruht nämlich vor allem auf der Reaktion des Organismus auf den Wickel: der vom kalten Wickel «angegriffene» Körper reagiert, um sich zu erwärmen.

Bei manchen Personen reicht die Körpertemperatur zur Erwärmung des Umschlags nicht aus. Er bleibt kalt, und die Person selbst fühlt sich auch immer kälter. Dann sollte der Wickel rasch entfernt und nicht erneuert werden. Um die Vitalität nicht zu gefährden, wird man in solchen Fällen in Zukunft warme Wickel verwenden. Dazu erwärmt man die Tonerde im Wasserbad oder auf dem Heizkörper.

Dauer der Anwendung

Bei der richtigen Anwendung trocknet der Wickel aus und löst sich fast von selbst in einem Stück ab. Wenn er klebt, muß man ihn von der Haut abkratzen.

Man läßt ihn auf dem Körper, solange er ein Wohlgefühl auslöst. Wenn er sich nicht erwärmt, muß die Anwendung unterbrochen werden. Wenn er heiß wird, muß man ihn ebenfalls entfernen und durch einen neuen ersetzen, denn das bedeutet, daß er mit Abfallstoffen übersättigt ist und die behandelte Region sich bei weiterem Belassen entzünden könnte.

Je größer die Menge des herausgezogenen Eiters oder Abfalls, desto kürzer die Behandlung: 30 Minuten bis 1 Stunde. Der Umschlag wird also mehrmals gewechselt, damit die Abfallstoffe nicht mit der Haut in Berührung bleiben (was sie reizen würde) oder wieder absorbiert würden. Aus diesem Grund muß die gebrauchte Tonerde auch fortgeworfen werden.

Will man speziell ein Organ tiefenwirksam behandeln, dauert die Anwendung 3–4 Stunden oder eine ganze Nacht. Der Umschlag muß dick genug sein, damit er nicht zu rasch trocknet.

Behandlungstakt

Große Kataplasmen, das heißt solche, die großflächig sind, dick aufgetragen und über lange Zeit belassen werden, macht man nur einmal täglich.

Die kleinen, dünnen, örtlich sehr beschränkten, rasch trocknenden und schnell schlackengesättigten Umschläge werden hingegen serienweise angewandt. Immer, wenn die Aktivität nachläßt und er nicht mehr «zieht», wird er durch einen anderen ersetzt. So können fünf oder sechs Umschläge nacheinander aufgetragen werden, beispielsweise jede Stunde einer. Es gibt wirklich keine feste Regel. Der Takt hängt von der Wirkung und den Reaktionen des Organismus ab, die individuell sind und auch so eingeschätzt werden müssen.

Dauer der Kur

Die täglichen Anwendungen der Lehmwickel werden bis zur vollständigen Gesundung fortgesetzt. Diese kann bei kleinen Beschwerden schon nach wenigen Tagen eintreten; bei schweren Störungen muß man sich einige Monate gedulden.

Hat der Wickel einmal die direkt bedeckte Stelle von den Toxinen befreit, zieht er auch die Gifte aus den benachbarten Regionen an. Nach und nach funktioniert das Kataplasma wie eine Ausleitung für alle im Organismus verteilten Toxine.

Interne Anwendung der Tonerde

Die Tonerde kann auch intern angewendet werden. Dann wirkt sie etwa so wie ein Kataplasma auf dem Verdauungskanal. Die Schlacken werden dann nicht durch die Haut, sondern mit dem Stuhl ausgeschieden.

Die Tonerdekur auf internem Weg wird wie folgt angewendet: Während dreier Wochen trinkt man morgens auf nüchternen Magen ein Glas Wasser, in dem ein Löffel Tonerde zur inneren Anwendung aufgelöst wurde.

Während der Kur sind Abführmittel auf Paraffinbasis und eine fettreiche Ernährung strikt untersagt. Bei eventueller Verstopfung kann man auf abführende Kräutertees zurückgreifen.

Diese Kur kann mehrmals jährlich durchgeführt werden.

Kohlblätterwickel

Es erstaunt immer wieder, wieviel verschiedene Krankheiten mit dem Auflegen von Kohlblättern – einem wirklich einfachen Mittel – behandelt oder geheilt werden können.

Viele Menschen glauben, daß der Kohl zahlreiche Tugenden habe. Tatsächlich hat er zwei gute Eigenschaften. Mit großer Effizienz saugt er die angesammelten Abfallstoffe aus den organischen Geweben, selbst aus den sehr tief liegenden, und er gibt über die Haut seine Vitamine und Minerale an den Organismus ab, gleicht also eventuelle Mängel aus. Mit der Reinigung werden dem Gewebe gleichzeitig die zu ihrer Regenerierung notwendigen Nährstoffe zugeführt.

Wie bei der Tonerde beruht die Wirksamkeit des Kohls auf seinem Einfluß auf die beiden wichtigsten Krankheitsursachen: die Überlastung mit Schlacken und Mangelerscheinungen. (Weitere Informationen s. Kap. «Tonerdewickel», Seite 158.)

Spezifische Hinweise zur Anwendung von Kohlblätterwickeln:

– Wirsingblätter scheinen am wirkungsvollsten zu sein. Die grünsten, nährstoffreichsten Blätter eignen sich besonders gut. Trockene Blätter sind leblos.
– Blätter waschen und Rippen entfernen, damit sie sich flach auflegen lassen und keine Schmerzen verursachen.
– Blätter für einen Moment in sehr heißem Wasser eintauchen, damit sie biegsamer werden.
– Damit die Restrippen und Zellen aufplatzen, werden die Blätter mit dem Nudelholz flachgerollt, bis sie sehr geschmeidig sind und der Saft auf der Oberfläche sichtbar wird.
– Blätter gestaffelt auf die zu behandelnde Stelle auflegen. Je dicker der Wickel, desto größer die Wirkung.
– Für guten Hautkontakt sorgen und mit Stofftuch fixieren.
– Der Wickel kann die ganze Nacht über belassen oder jede Stunde erneuert werden.

162

Schlußwort

Indem der Mensch mehr ißt und trinkt, als er benötigt und als er verarbeiten kann, und indem er Aufputschmittel und seinem Organismus abträgliche Medikamente nimmt, speichert er in seinem Körper eine beträchtliche Menge Abfallstoffe und Gifte.

Die Krankheit ist die unausweichliche Konsequenz dieses Tuns.

Die dringlichste Maßnahme zur Abhilfe ist die Entgiftung. Das heißt: Die Schlacken, die den Körper verschmutzen, müssen durch Drainagen und Tiefenreinigungskuren ausgeschieden werden.

Für ihr Wohlbefinden machen viele Menschen periodisch eine Reinigungskur, eine sogenannte «Frühlingskur».

Das reicht jedoch nicht aus. Logischerweise sollten wir uns nicht damit zufriedengeben, die Abfallstoffe nach ihrem Eindringen in den Körper wieder auszuleiten, sondern wir sollten sie am Eindringen hindern. Durch die Umstellung der Lebens- und Ernährungsweise ist das möglich.

Die Gesundheit hat diesen Preis. Überwachen wir die «Ein- und Ausgänge»!

Dieses Prinzip läßt sich übrigens immer überall anwenden:

Alles Schlechte hinausbefördern
und
nur das Gute aufnehmen.

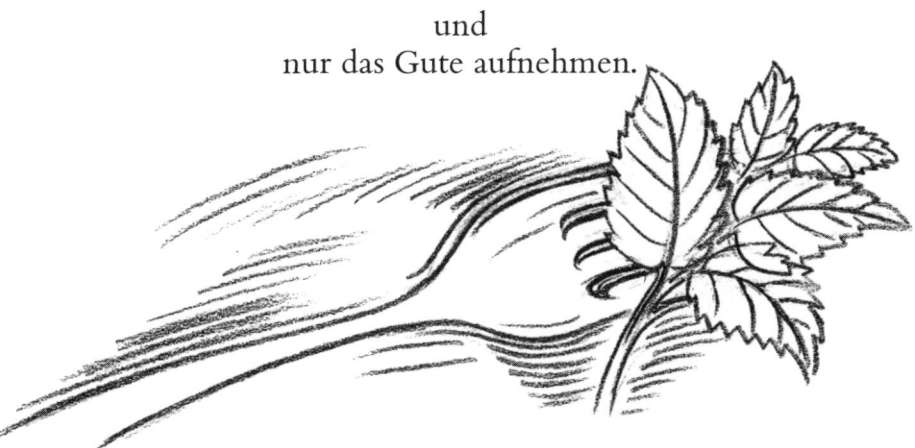

Anhang 1

Formen der Anwendung von Heilpflanzen

Dieses Kapitel vermittelt einige grundsätzliche Kenntnisse über die verschiedenen Arten, Heilpflanzen zuzubereiten, über ihre Dosierung und über allfällige Kontraindikationen.

Die Kräutertees

– Beim Aufguß werden eine oder mehrere Heilpflanzensorten entweder mit kochendem Wasser übergossen oder darin eingeweicht.
Der Aufguß sollte 10 Minuten ziehen. Während dieser Zeit kann das Wasser in das Pflanzengewebe eindringen und die wichtigsten Wirkstoffe herausziehen. Es ist besser, die Zeit zu überschreiten als sie zu unterschreiten. So geht nichts von der wohltuenden Wirkung der Pflanze verloren. Je reiner das Wasser, desto besser die Penetration.
– Beim Absud werden die Heilpflanzen gekocht, damit das Wasser noch besser in die Pflanze eindringen und die Wirkstoffe herausziehen kann. Vor allem harte Pflanzenfasern wie Rinde, Stengel, Wurzeln und Körner werden so zubereitet. Meistens trinkt man nach dem Absud noch einen Aufguß. Die Kochzeit ist für jede Pflanze angegeben.

Bei Bedarf nach großen Mengen wird morgens gleich ein Liter aufgegossen. Doch wenn man zum Beispiel nur eine Tasse vor jeder Mahlzeit zu sich nimmt, bereitet man ihn frisch zu.

Tabletten – Gelatinekapseln

Für die Zubereitung der Tabletten werden die Pflanzen getrocknet, gebrochen und zu feinstem Pulverstaub gemahlen, das dann in einer speziellen Maschine zu Tabletten gepreßt wird.

Manche Pflanzenstrukturen verunmöglichen die Tablettenherstellung; das Pulver wird dann in eine Gelatinekapsel einge-

164

schlossen, die sich im feuchtwarmen Klima unseres Verdauungstraktes leicht auflöst. Je nach Wandstärke der Kapseln
geschieht das schon im Magen oder erst im Darm.

Tabletten haben den Vorteil, daß sich die Wirkstoffe der Pflanze
nach der Einnahme im Organismus verteilen, was beim Kräutertee nicht unbedingt zutrifft.

Urtinkturen

Bei dieser Zubereitung werden die Pflanzen in Alkohol maze-
riert. Im allgemeinen rechnet man auf 200–300 g Frischpflan-
zen 1 Liter Alkohol zu 40%.

Das Konzentrat des Endprodukts unterliegt in bezug auf seine
Wirkstoffe strengen Kontrollen, damit die Qualität von einem
Jahr zum nächsten konstant bleibt.

Der Alkoholauszug ist sehr wirksam und die Urtinktur deshalb
ein Komprimat an Wirkungsstoffen.

Einige Tropfen genügen schon für einen Heileffekt. Die Zubereitung des Mittels ist einfach, und es ist angenehm in der
Anwendung.

Bei der Urtinktur werden meistens 3mal täglich 15–20 Tropfen
in etwas Wasser eingenommen.

Selbst wenn man mehrere Tinkturen gleichzeitig einnimmt,
bleibt die absorbierte Alkoholmenge äußerst gering.

Ätherische Öle

Durch verschiedene Verfahren kann man der Pflanze einen
ölhaltigen, stark aromatischen Stoff entziehen, den man ätherisches Öl nennt. Die Familie der Lippenblütler (Pfefferminze,
Salbei, Thymian, Rosmarin usw.) enthält am meisten.

Die im Handel erhältlichen natürlichen ätherischen Öle sind
sehr konzentriert. Für deren Herstellung braucht es viel Pflan-

zenmaterial: 100 kg Thymian oder Petersilie für 200 g ätherisches Öl, 100 kg Wacholder für 1 kg ätherisches Öl.

Die starke Konzentration der Essenzen erweist sich sowohl als Vor- wie auch als Nachteil. Ihre Wirkung ist sehr unmittelbar, aber die Einnahme wird nicht immer gut vertragen. Bei innerlicher Verwendung kann sie den Verdauungskanal reizen, und bei äußerlicher Anwendung für Einreibungen brennen manche besonders starken Öle (Terpentin, Thymian) auf der Haut.

Es ist also wichtig, bei ätherischen Ölen die Verwendungshinweise genau zu befolgen.

Die Inhalation ist die natürlichste Methode. Sie kommt dem Einatmen von Pflanzendüften in der Natur gleich. Auf diese Art werden die ätherischen Öle automatisch verdünnt.

Pflanzen enthalten zahlreiche Stoffe wie Heteroside, Alkaloide, Tannine, Bitterstoffe usw. Jede Pflanze hat eine bestimmte Heilwirkung. Das ätherische Öl ist nur eines ihrer Bestandteile.

Normalerweise werden von den ätherischen Ölen 3mal täglich 3 Tropfen eingenommen, die mit Honig oder Quark vermengt werden. Wer einen empfindlichen Magen hat, kann sie mit den Mahlzeiten einnehmen. Da die Essenzen nicht mit Wasser mischbar sind, löst man sie in Alkohol oder fetthaltigen Speisen.

Dosierung

Für alle in diesem Buch aufgeführten Heilmittel wurde die mittlere Dosierung gewählt.

Es ist ebenso schwierig, jemandem die Nahrungsmenge anzugeben, die richtig für ihn ist, wie ihm die ideale Heilmitteldosis zu empfehlen. Für manchen reicht ein Teelöffel einer Pflanze auf eine Tasse Tee, während ein anderer 1–2 Eßlöffel derselben Pflanze benötigt, um eine Wirkung zu erzielen.

Die angemessene Dosis muß man durch Probieren herausfinden. Die angemessene Dosis ist die Dosis, die Wirkung zeigt, diejenige, die nach Einnahme eines Diuretikums die Harnausscheidung steigert oder nach Einnahme eines Abführmittels die Darmarbeit intensiviert usw.

Die angemessene Dosis ist auch diejenige, die während der ganzen Kurdauer genommen und vertragen wird. Bei zu starker Dosis ist die Wirkung sicher vorhanden, aber viel zu stark und deshalb reizend und antiphysiologisch.

Aus Sicherheitsgründen fängt man mit kleinen Dosen an, die man sukzessive erhöht, bis die gewünschte Wirkung erreicht ist.

Ob man das Pflanzenmittel auf nüchternen Magen oder während der Mahlzeiten einnimmt, beeinflußt ebenfalls den Wirkungsgrad. Im letzten Fall werden die Wirkstoffe von der Nahrungsmasse erdrückt, sie können nur schwer assimiliert werden, und das Resultat ist weniger ausgeprägt.

Unverträglichkeit und Kontraindikation

Manchmal zeigt der Magen Anzeichen von Unverträglichkeit: Reizungen und Brennen der Magenschleimhäute. Dann sollte man den Pflanzenstoff mitten in der Mahlzeit und mit den Speisen vermischt einnehmen, damit er milder und weniger aggressiv wirkt.

Setzen sich die Beschwerden trotzdem fort, wird eine Pause eingelegt, bis die Reizung sich beruhigt hat. Dann kann man mit einer anderen Pflanze oder einer anderen Zubereitung frisch beginnen.

Ein einzelnes Heilkraut oder eine Kräutermischung?

Zwischen Menschen und Pflanzen bestehen Übereinstimmungen. Die Pflanze, zu der wir eine Wesensverwandtschaft verspüren, unsere besondere Pflanze, ist die wirkungsvollste. Es liegt ganz in unserem Interesse, sie zu finden und kennenzulernen.

Gewisse Pflanzen, die für ihre heilsame Wirkung bei bestimmten Störungen wohlbekannt sind, zeigen bei manchen Personen keinerlei Resultat.

167

Will man die Suche nach der wirkungsvollsten und am besten mit uns im Einklang stehenden Pflanze nicht auf sich nehmen, greift man am besten zur Kräutermischung. Sie bietet zwei Vorteile:

– Die Wirksamkeit ist garantiert, selbst wenn die eine oder andere Pflanze auf den Heilsuchenden völlig inaktiv bleibt.

– Der Wirkungsbereich vergrößert sich, weil sich die Eigenschaften der verschiedenen Pflanzen ergänzen und verstärken.

Im Handel werden Heilkräutermischungen in allen erwähnten Formen angeboten: Kräutertees, Tabletten und Kapseln, Urtinkturen, ätherische Öle. Sie werden entweder unter dem Namen des zu behandelnden Organs verkauft – Nierentee oder Nierentabletten, Lebertee usw. – oder unter der Bezeichnung der Eigenschaft – harntreibender, abführender Kräutertee, Beruhigungstee usw.

Abbildung 7

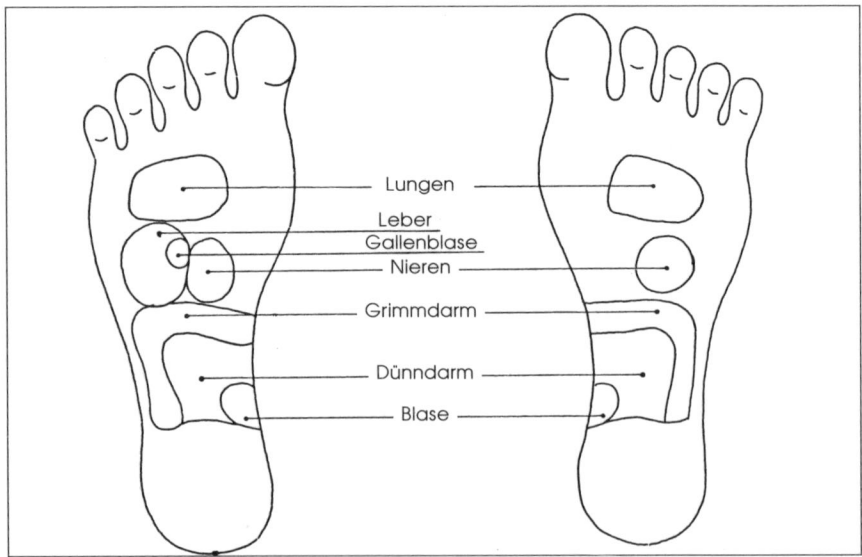

Anhang 2

Fußreflexzonen-Massage

Die Reflexzone ist ein kleines Stück Hautoberfläche, wo ein Nerv endet, der mit einem inneren Organ verbunden ist. Reflexzonen finden wir im ganzen Organismus, aber in diesem Buch beschränken wir uns auf einige wichtige Zonen im Fußsohlenbereich. Interessierte Personen können in den verschiedenen im Handel erhältlichen Büchern mehr darüber erfahren oder einen Kurs oder ein Seminar der Reflexologie besuchen.

Dank der Reflexzonenmassage wird die Zone und damit das entsprechende Organ besser durchblutet. Durch dieses einfache und sehr wirkungsvolle Mittel kann man den Arbeitsrhythmus und somit die Ausscheidungstätigkeit effektiv unterstützen.

Die manuelle Massage wird mit dem Daumen oder dem Knöchel eines Fingerglieds durchgeführt. Man reibt die gewählten Reflexzonen, die man zuvor zum besseren Gleiten eingecremt

Abbildung 8

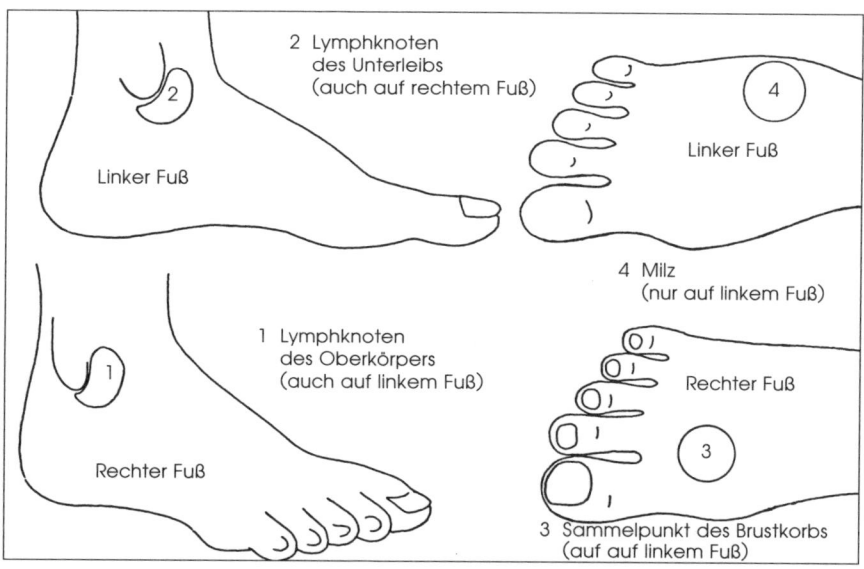

169

hat, mit einigem Druck: man ponciert sie. Diese Reibmassage dauert einige Minuten und muß täglich an beiden Füßen ausgeführt werden.

Die Massage kann auch mittels der reflexologischen Massagebretter erfolgen, die es in Spezialgeschäften zu kaufen gibt.

Die Abbildung 7 gibt nur die Lage der Reflexzonen für die wichtigsten der im Buch erwähnten Ausscheidungsorgane an, die wegen der Ausleitung der Toxine für uns von besonderem Interesse sind.

Die zu massierende Stelle kann leicht geortet werden, denn sie schmerzt meistens bei Druck. Anfangs dauert die Massage nur eine Minute und wird sanft begonnen. Nach und nach erhöht man den Druck, und die Massage kann 5 Minuten oder länger pro Zone dauern. Sie kann auch auf mehrere Zonen ausgedehnt werden, selbst alle Zonen des linken und des rechtes Fußes umfassen, doch empfehlen wir stückweises Vorgehen, um den massiven Abgang von Toxinen ins Blut zu vermeiden. Erste Wirkungen können sehr schnell auftreten. Die Stimulierung eines Organs kann unter Umständen vorübergehende Reaktionen auslösen; dies ist kein Grund zur Besorgnis oder zum Abbruch der Massage. Ganz im Gegenteil: für ein tiefergehendes Resultat werden manchmal mehrere Wochen benötigt.

Anhang 3

Drogenentzug bei Süchtigen und Drainagekuren

Jeder Drogensüchtige, der seiner Sucht entkommen möchte, ist mit zwei Problemen konfrontiert: einerseits seiner psychischen und physischen Abhängigkeit von der Droge, andererseits dem mehr oder minder starken Zerfall seines physischen Zustands. Diesem zweiten Aspekt – der Gesundheit seines Körpers – muß besonders Beachtung geschenkt werden, denn er berührt nicht nur das Leben und das Überleben des Süchtigen, sondern er bestimmt auch Fortschritte und Erfolg der Entwöhnung. Ein geschwächter, angeschlagener, mangelhaft ernährter Organismus macht es dem Drogensüchtigen unendlich viel schwerer, von seiner Abhängigkeit loszukommen.

Auf dem Gebiet der körperlichen Regenerierung können bei Süchtigen in der Entziehungskur die in der Naturmedizin praktizierten Drainagen zur Reinigung des mit Schlacken übersättigten Organismus sehr erfolgreich sein.

Vergiftung

Bei allen konsumierten Drogen, sei es Morphin, Heroin, Halluzinogene, Alkohol, Tabak, Hypnotika, Barbiturate oder andere, handelt es sich bei den Stoffen, die beim Süchtigen die gewünschte Wirkung erzielen, um giftige Substanzen (Alkaloide, Nikotin, Alkohol usw.).

Diese Gifte gelangen über die Schleimhäute (Schlucken), die Atemwege (Rauchen der Drogen) oder die Haut (Spritzen) in den Blutkreislauf. Durch das ausgedehnte Gefäßsystem (100 000 km Länge) und die Geschwindigkeit der Zirkulation (alle 60 Sekunden ein Körperumlauf) verteilen sich die toxischen Substanzen im ganzen Organismus.

Die Vergiftung könnte bei den Zellsperren aufgehalten werden, weil diese über Fettmembrane verfügen, welche die eindringenden Stoffe selektionieren und unerwünschte Stoffe abweisen können. Leider sind die toxischen Substanzen der Drogen fettlöslich, ganz im Gegensatz zu den meist wasserlöslichen Substanzen der Nahrung. Deshalb kann die Filtermembran sie nicht aufhalten. Sie gelangen ins Innere der Zelle, die also von innen und außen von toxischen Stoffen angegriffen wird. Kein einziger Teil des Körpers wird davon verschont, nicht einmal das doch besonders geschützte Gehirn und das Nervensystem.

Ein einziger Kontakt der Zellen mit den toxischen Substanzen hat schon einen schädlichen Einfluß auf das Leben der Zellen und Organismen. Bei Drogensüchtigen beschränkt sich der

Kontakt nicht auf ein einzelnes Mal, sondern wiederholt sich ständig, das heißt täglich und oft noch mehr.

Die daraus entstehenden Schäden sind verschiedener Natur. Die vitaminverbrennende Wirkung der Drogen ist bekannt. Die lebensnotwendigen biochemischen Reaktionen werden durch die direkte Läsion der Enzyme oder durch die Zerstörung der Enzymaktivatoren aufgrund der Zersetzung der Vitamine oder der Chelatbildung der Spurenelemente gehemmt.

Außerdem werden die Zellen in ihrer Aktivität behindert, weil die toxische Präsenz ihre Funktion bremst oder verunmöglicht. Die durch die toxischen Stoffe gereizten Zellen entzünden und verhärten sich. Die Zellenaktivität wird also stark eingeschränkt, wenn nicht gänzlich verhindert, was wiederum den Vergiftungsgrad erhöht, denn die Zellen wandeln die zugeführten Nährstoffe nicht mehr richtig um.

In der Naturmedizin geht man davon aus, daß die Toxinpräsenz im Gewebe die tiefere Ursache aller Erkrankungen ist. Doch bei diesen Toxinen handelt es sich um Abfallstoffe und Rückstände aus Nahrungsstoffen. Wenn schon diese schwere Krankheiten auslösen können, wie schlimm muß es da bei Giftstoffen sein.

Welche Lösung bietet sich an?

Wenn der schlechte organische Zustand der Süchtigen auf die Präsenz von Giften im Gewebe zurückzuführen ist, kann logischerweise nur die Ausscheidung dieser Stoffe, parallel zur definitiven Entwöhnung, dem Körper seine Kräfte und seine reibungslose Funktionsweise zurückgeben.

Der Körper verfügt ja über Organe, deren spezifische Aufgabe die Filtration und Ausleitung der schädlichen Substanzen (Toxine und Gifte) ist. Es handelt sich dabei um die Leber, Därme, Nieren, Haut und Lungen. Rufen wir uns in Erinnerung, daß diese Ausscheidungsorgane die obligatorischen Ausleitungsstationen der Schlacken sind. Bei jeder Entziehungskur muß also die Ausscheidungsfunktion der Organe unterstützt und intensiviert werden, damit der Körper sich von den krank- und abhängigmachenden Giften befreien kann.

Die Stichhaltigkeit dieser Argumentation läßt sich in der Praxis nachweisen. Die Natur zeigt uns übrigens auch diesen Weg. Wenn Gemsen oder Wölfe von einer Giftschlange gebissen werden, fressen sie, um das Gift möglichst rasch loszuwerden, abführende Pflanzen, die sie sonst nie anrühren. Daß Katzen und Hunde Quecke fressen, um ihren Organismus von unerwünschten Stoffen zu befreien, ist allen bekannt.

Während der Entziehungskur bei Morphinomanen, in der Entwöhnungsphase und noch lange nach der Absetzung der Droge, hat man hohe Mengen von Galle im Stuhl festgestellt. Außerdem wurden vorübergehende Albuminausscheidungen (30 g Albumin pro Liter Urin) beobachtet. Diese ungewohnt hohen Ausscheidungen zeugen von den Regenerierungsbestrebungen des Organismus. Die unterstützende Wirkung der Drainagen bei Entziehungskuren ist unbestritten.

Drainage durch Hypervitaminkuren

Der traditionellen Drainage in diesem Buch kann man ein anderes Verfahren anfügen: die Drainage durch Hypervitaminkuren. Wie bekannt, sind Drogensüchtige starke «Verbrenner» von Vitaminen und Chelatbildner von Spurenelementen. Die Enzymaktivität bedingt aber einen intakten Vitamin- und Spurenelementhaushalt. Wenn die Enzyme also ihrer Aktivatoren beraubt werden, verlangsamt und verringert sich ihre Funktion oder hört ganz auf, was eine stärkere Vergiftung zur Folge hat. Dem Körper fällt es nicht nur immer schwerer, die konsumierten Drogen zu neutralisieren und zu eliminieren; die Bremsung der organischen Funktion führt auch zu einer verstärkten Eigenproduktion von Schlacken und Giften.

Das ist ein Teufelskreis: die Vergiftung durch die Droge führt zur Zerstörung der Enzymaktivatoren – die Zerstörung der Enzym-

173

aktivatoren verstärkt die Vergiftung – die Vergiftung erhöht das Unwohlsein – das Unwohlsein schafft Verlangen nach Drogen.

Um dem Abhängigen bei der Befreiung von seiner Sucht zu helfen, muß man sein Unwohlsein mindern durch eine Drainage der Gifte und durch großzügige Zufuhr von Vitaminen und Spurenelementen, welche die Enzymaktivität ankurbeln und den Körper bei der Verbrennung und Ausleitung der verunreinigenden Schlacken und Gifte unterstützen. Vitamine wirken in einem von Mängeln gekennzeichneten Körper wie ein frischer Wind auf ein schon fast gelöschtes Feuer. Die Sauerstoffzufuhr erweckt die noch glühenden Kohlen wieder zum Leben.

Hypervitaminkuren bewirken eine aktive Drainage der Toxine. Indem sie die Metabolismen beschleunigen und dafür die notwendige Basis schaffen, stimulieren sie den Körper in seinen Reinigungsbestrebungen. Die antitoxischen Eigenschaften des Vitamins C und die entgiftenden des Vitamins B sind bekannt. Da Süchtige aber an zahlreichen Mangelerscheinungen leiden, reicht die Verabreichung einzelner Vitamine nicht. Sie benötigen im Gegenteil eine komplexe Zusammensetzung von natürlichen Vitaminen: Pollen, Bierhefe, Sanddornsaft, Weizenkeimöl, Weizenkeime, Algen, Muschelpulver, Meerwasser, Dolomitkalk, Ginseng, Gelee royale usw.

Die regelmäßige und vernünftig dosierte Einnahme dieser Zusätze wirkt auf die «eingerosteten» Metabolismen wie «Öl aufs Feuer». Sie begünstigt nicht nur die Entgiftung, sondern auch die Regenerierung der Gewebe, denen wegen der meistens katastrophalen Ernährungsweise der Drogensüchtigen viele Nährstoffe fehlen. Drainagen und Hypervitaminkuren können gleichzeitig durchgeführt werden; sie mindern übrigens um vieles die Härte der «Heilungs- und Entgiftungskrisen», unter denen sowohl Drogenabhängige wie auch andere Kranke leiden, sobald sie mit der Entschlackungs- und Entgiftungskur beginnen. Nur zu oft werden die Kuren deswegen abgebrochen.

Anhang 4

Abmagerungs- und Entgiftungskur

Abmagerungskuren zeichnen sich durch die beschränkte Nahrungszufuhr aus. Diese Ernährungsumstellung soll demzufolge die gleichen Vorgänge wie die restriktive Diät bei den vorgestellten Monodiäten oder Fastenkuren auslösen. Die Abmagerungskur löst also eine Autolyse der Gewebe aus, wodurch der Kurende an Gewicht verliert. Aber sie kann auch Heilungskrisen hervorrufen, die oft als Unwohlsein empfunden werden und den guten Verlauf der Kur kompromittieren.

Heilungskrisen sind bei Abmagerungskuren oft besonders schwer zu ertragen. In den Fettgeweben lagern viele Abfallstoffe und Gifte. Aufgrund ihrer Fettlöslichkeit werden die Gifte zwar mit dem Fett absorbiert und eingelagert, können aber auch mit ihm ausgeschieden werden.

Bei den Abmagerungskuren greift die Autolyse vor allem das Fettgewebe an. Die in den Fettreserven gelagerten Gifte werden freigesetzt und gelangen mit der Blutzirkulation zu den Ausscheidungsorganen. Damit erhöhen sie das Risiko von Heilungskrisen und verstärken ihr Ausmaß. Sie sind um so beschwerlicher, als es sich bei den durch den Abbau des Fettgewebes freigesetzten Toxinen nicht einfach um Rückstände aus dem Stoffwechsel handelt, sondern um giftige Substanzen. Zu diesen fettlöslichen Giften gehören zahlreiche Medikamente aus der Gruppe der Psychopharmaka, Lösungsmittel, Pestizide, die unsere Nahrungsmittel verändern (Herbizide, Insektizide, Fungizide), Lebensmittelzusätze usw.

Die Abmagerungskuren nutzen nur die zweite der behandelten Ausscheidungstechniken, nämlich die Diät. Die Toxine werden dabei zwar ebenfalls durch den Abbau des Fettgewebes freigesetzt, können aber, anders als bei der traditionellen Technik der Drainagekur, den Körper nicht verlassen, weil der Arbeitsrhythmus der Ausscheidungsorgane nicht stimuliert wird. Die Gifte wechseln also nur den Platz, verlassen die Tiefen des Organismus, wohin der Körper sie zu seinem Schutz verdrängt hatte, und gelangen an die Oberfläche. Ein allgemeines Unwohlsein aufgrund der Schlackenkonzentration im Organbereich und im Blut ist die direkte Folge. Die Schlacken und Gifte reizen die Verdauungsorgane, zum Beispiel den Magen, und verursachen Scheinhungergefühle. In Wirklichkeit handelt es sich nur um eine Reizung des Verdauungstraktes, die durch Essen behoben werden kann. Die Nahrung behebt indessen nicht den Hunger, der ja nicht echt ist, sondern nur die Reizung. Das gleiche Reizphänomen kann auch bei anderen Organen auftreten (beispielsweise im Nervensystem).

Durch seine Eß- und Trinkgelüste versucht der Körper auch die Zusammensetzung des Blutes aufzubessern. Alle diese Faktoren tragen zum Abbruch der Abmagerungskur bei. Die Wiederaufnahme der Ernährung bewirkt durch die Verteilung der Abfallstoffe und den Unterbruch der Autolyse eine vorübergehende Besserung des durch die Reinigungskrise verursachten Unwohlseins und der Störungen.

Dieses provisorische Ergebnis erschwert nur die nächsten Abmagerungskuren. Der Körper wird bei künftigen Nahrungseinschränkungen den Autolyseprozeß abschwächen, um sich vor einem intensiven Abbau seiner Fettreserven zu schützen. Das steht im Gegensatz zum anvisierten Ziel, denn die Autolyse erweist sich bei schnell an Gewicht zunehmenden Personen ohnehin schon als sehr schwach und langsam.

Zur Vermeidung allzu beschwerlicher Reinigungskrisen sollte eine Abmagerungskur also immer im Zusammenhang mit einer Entgiftungskur durchgeführt werden. Die Abmagerungsdiäten wären leichter und länger zu ertragen. Nicht nur die Ästhetik, auch die Gesundheit gewinnt dabei!